José Vte. Carmona Simarro

KATE
Cuidados de enfermería
en el Paciente Crítico

Valencia 2025

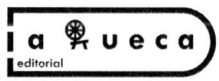

"La labor de la enfermera es cuidar a los pacientes mientras la naturaleza los va curando"

Dedicado a mis alumnas y alumnos del ayer, del hoy y del mañana.
A todas las enfermeras del mundo, cuya vocación y entrega iluminan la vida de quienes más lo necesitan.
Gracias por convertir el cuidado en esperanza y acompañar cada jornada con humanidad y profesionalismo.

AUTORES

Dr. José Vte Carmona Simarro

El Dr. José Vicente Carmona Simarro es Academic Advising Assistant I en la Universidad Europea de Valencia, España. Posee el Grado en Enfermería y es Licenciado en Antropología Cultural y Social. Cuenta con una sólida formación de posgrado, siendo Máster en Urgencias, Emergencias y Catástrofes, así como Máster en Cuidados al Paciente Crítico. Posee el Diploma de Transporte Sanitario Medicalizado (TSM) y el Diploma HEMS. Además, es Experto Universitario en Gestión Sanitaria para Directivos en Enfermería, Experto Universitario en Educación y Rehabilitación de Conductas Adictivas, Experto en Inteligencia Emocional y Experto en Enfermería Pericial. Miembro fundador y de número de la Academia de Doctores en Enfermería de la Comunidad Valenciana.

Patricia M.ª Vicario Badía (Correctora de textos)

Coordinadora del Grado en Enfermería en la Universidad Europea de Valencia, España.

Patricia M.ª Vicario Badía es Máster en Urgencias, Emergencias y Cuidados al Paciente Crítico, así como en Técnicas, Metodologías y Organización Docente a través del Máster de Formación del Profesorado de ESO, Bachillerato y Formación Profesional. Actualmente cursa estudios de doctorado en la Universidad Europea de Madrid.

Gema Arévalo Arévalo (Correctora de textos)

Graduada en Enfermería y en Medicina por la Universidad Jaume I de Castellón.

Gema Arévalo Arévalo es Máster en Urgencias, Emergencias y Catástrofes, Graduada en Enfermería y en Medicina por la Universidad Jaume I de Castellón. Posee el Diploma de Transporte Sanitario Medicalizado (TSM) y el Diploma HEMS. Ha publicado numerosos artículos sobre el ámbito de la atención de las urgencias y cuidados al paciente crítico, destacando por su labor en la investigación y la divulgación científica en estas áreas.

Dra. Lucía Santonja Ayuso (Correctora de textos)

Especialista en Salud Mental.

Lucía Santonja Ayuso es Graduada en Enfermería, Especialista en Salud Mental y Doctora en Enfermería por la Universidad Jaume I de Castellón. Desarrolla su labor profesional y académica en el ámbito de la salud mental, combinando la práctica clínica con la investigación y la revisión científica de textos especializados.

ÍNDICE

cerebral, SjO2, NIRS, Capnometría y Capnografía.

Periféricas, centrales, intraósea. PICC. Ecografía.

Síndrome coronario agudo (SCA). SCASEST VS SCACEST. Fármacos en el SCA. ICP primaria. Fibrinolisis. Fármacos en el SCA. Oxígeno.

Ventilación mecánica. Parámetros ventilatorios. Saturación de oxígeno. Modalidades ventilatorias. Extubación y destete.

Función renal, equilibrio hídrico y modalidades de depuración renal extracorpórea, cuidados de enfermería. Terapia de recambio plasmático. El calcio. Hemoglobinuria vs hematuria.

Politraumatizado. Hora dorada

ICTUS, Tiempo es cerebro, decusación, VLDL, hiperglucemia.

Termorregulación. Normotermia, hipotermia e hipertermia. Ahogamiento.

Adrenalina, atropina, amiodarona, lidocaína, adenosina, oxigeno, bicarbonato sódico, dopamina, flumazenilo, naloxona, heparina sódica, sulfato de magnesio, cloruro potásico, midazolam, cloruro mórfico, fentanilo, y furosemida, entre otros.

Contextualización del cuidado crítico, importancia de la enfermería y objetivos del libro

El ámbito de los cuidados intensivos representa uno de los escenarios más exigentes y complejos de la profesión sanitaria. La Unidad de Cuidados Intensivos (UCI) reúne a pacientes en estado crítico, vulnerables y dependientes, cuyo manejo requiere un equilibrio permanente entre tecnología avanzada, conocimiento científico actualizado y sensibilidad humana. En este campo, el profesional de enfermería juega un papel fundamental no solo en la ejecución de técnicas y procedimientos, sino en la constante observación, valoración y acompañamiento del paciente y su familia.

Este libro surge de la necesidad de compartir una visión integral y vivencial del cuidado en pacientes críticos, poniendo en el centro a la persona y no solo a la enfermedad. A través de la historia de Kate, junto con numerosos ejemplos clínicos y reflexiones, se abordan los conceptos, procedimientos y retos que viven las enfermeras en la UCI. Desde la monitorización hemodinámica, ventilación mecánica, acceso vascular, hasta aspectos éticos como la muerte encefálica y la donación de órganos, cada capítulo despliega un conocimiento actual y basado en la evidencia científica, pero también una mirada humana y comprometida.

Entender los cuidados críticos es entender que cuidar va más allá de aplicar una técnica: es interpretar cada signo, anticipar cada cambio y acompañar cada momento con profesionalismo y calidez. Este texto está dirigido tanto a profesionales en formación como a quienes ya desarrollan su trabajo en entornos intensivos, con la intención de ser una guía que aliente el pensamiento crítico y la sensibilidad clínica.

La enfermería en cuidados intensivos implica siempre un compromiso con la vida, con la ciencia y con la dignidad humana. Este libro es un tributo a ese compromiso y una invitación a seguir aprendiendo y cuidando, siempre con el corazón y la mente en alerta.

ACRÓNIMOS

"Csr". Complianza.

"E". Elastancia.

"R." Resistencia.

APRV. Airway Pressure Release Ventilation.

AQS. Apnea obstructiva del sueño.

ASV. Ventilación con soporte adaptable.

ATC. Automatic tube compensation.

ATP. Adenosis Trifosfato.

BIPAP. Bilevel Positive Airway Pressure.

cmH_2O. Centímetros de agua.

CO_2. Dióxido de carbono.

COHb. Carboxihemoglobina.

CPAP. Continuous Positive Airway Pressure.

CPK-MB. Fracción "MB" de la creatina quinasa.

DP. Driving presure.

EAP. Edema agudo de pulmón.

ECMO. Extracorporeal Membrane Oxygenation.

EDI. Actividad eléctrica diafragmática.

EPOC. Enfermedad pulmonar obstructivo crónica.

$EtCO_2$. End Tidal CO_2.

FiO2. Fracción inspiratoria de oxígeno.

FR. Frecuencia respiratoria.

Fr. French.

GC. Gasto cardiaco.

GMP. Guanosín monofosfato.

GOT. Transaminasa glutámico-oxalacética. AST (aspartato amino-transferasa.

GPT. Transaminasa glutámico-pirúvica. ALT (alanina aminotrans-ferasa).

Hb. Hemoglobina.

HHb. Deoxihemoglobina / desoxihemoglobina.

ICC. Insuficiencia cardiaca congestiva.

IK. Índice de Kirby.

IRA. Insuficiencia respiratoria aguda.

IRC. Insuficiencia respiratoria crónica.

MCE. Masaje cardíaco externo.

MetHb. Metahemoglobina.

mmHg. Milímetros de mercurio.

NAV. Neumonía asociada a ventilación mecánica.

NAVA. Neurally Adjusted Ventilatory Assist.

O_2. Oxígeno.

O_2Hb. Oxihemoglobina.

OVACE. Obstrucción de la vía aérea por cuerpo extraño.

P. insp. Presión inspiratoria.

PAM. Presión arterial media.

PCR. Parada cardiorrespiratoria.

PEEP. Presión positiva al final de la espiración.

PHigh. Presión alta.

PIA. Presión intraabdominal.

PIC. Presión intracraneal.

PLow. Presión baja.

Pmáx. Límite de presión máxima.

PS. Presión soporte.

PSV. Ventilación con presión soporte.

PVC. Presión venosa central.

RCP. Reanimación cardiopulmonar.

S. Azufre.

SAHS. Síndrome apnea/hipoapnea del sueño.

SDRA. Síndrome de distrés respiratorio agudo.

SHb. Sulfohemoglobina.

SIMV-PC. Ventilación mandatoria intermitente sincronizada a presión.

SIMV-VC. Ventilación mandatoria intermitente sincronizada a volumen.

TCE. Traumatismo craneoencefálico.

TET. Tubo endotraqueal.

TFG. Tasa de Filtración Glomerular.

Ti. Tiempo inspiratorio.

VA. Vía aérea.

VC. Volumen corriente.

VCP. Ventilación controlada a presión.

VCP-VG. Ventilación controlada por presión con volumen garantizado.

VCV. Ventilación controlada a volumen.

VD. Ventrículo derecho.

VI. Ventrículo Izquierdo.

VM. Ventilación mecánica.

Vm. Volumen minuto.

VMI. Ventilación mecánica invasiva.

VMNI. Ventilación mecánica no invasiva.

VT. Volumen tidal.

PRÓLOGO

Soy enfermera. Trabajo en una Unidad de Críticos. Me gusta mi trabajo —cada día más—. La sensación que siento cuando, gracias a mis cuidados una persona salva su vida —mis cuidados que son parte del trabajo de todo un equipo de personas— es indescriptible. Ayudo a salvar a esa persona, pero a la vez, me voy salvando a trocitos a mi misma. Soy enfermera, sí.

Cada día en esta unidad es un reto, un aprendizaje constante y una oportunidad para entregar lo mejor de mí, no solo en técnica, sino en humanidad. Mi labor se entrelaza con la de médicos, auxiliares, técnicos, celadores y otros profesionales que conforman un equipo comprometido con la vida. En cuidados críticos, el trabajo en equipo no es solo una necesidad, es el pilar que sostiene la esperanza para quienes luchan por vivir.

Afrontar la fragilidad humana, la incertidumbre y la gravedad de cada situación me obliga a crecer en fortaleza emocional y ética. Estas experiencias me enseñan también la humildad y el respeto profundo por cada ser humano que cruza por esta unidad.

Ser enfermera en cuidados críticos es mucho más que una profesión, es un compromiso con la vida que me transforma y alimenta cada día. Y ahí está la esencia de mi vocación: cuidar y, al hacerlo, encontrar mi propia salvación.

Dr. José Vte Carmona Simarro
Valencia, Spain 2025

CAPÍTULO I

INGRESO

Cuando Kate ingresó en mi Unidad de Críticos, ya todo estaba preparado. Había dispuesto con antelación el box en el que la colocaría: cada monitor, cada línea, cada parámetro. Aquello no era una rutina, sino un acto de anticipación: prever para cuidar mejor.

El monitor de electrocardiograma (ECG) lo configuré con dos canales —derivaciones II y V5—. La derivación II es ideal para valorar el ritmo cardíaco (regular o irregular) y detectar arritmias, mientras que la V5 muestra la actividad eléctrica de la cara lateral izquierda del corazón, útil en la detección precoz de isquemia. Además del ECG, dispone de los monitores hemodinámicos: frecuencia cardíaca (FC), tensión arterial (TA), presión arterial media (PAM), y presión venosa central (PVC). A ellos añadí el pulsioxímetro para SpO_2, el capnógrafo para el $EtCO_2$ y, por supuesto, el ventilador mecánico (VM).

Kate llegó intubada, con un tubo endotraqueal (TET) número 8.5, fijado en la comisura labial a 22 cm. Lo anoté en la hoja de enfermería. Un registro así parece un detalle menor, pero no lo es: el desplazamiento del tubo puede cambiarlo todo. Si se introduce en exceso, termina en el bronquio principal derecho —más corto y vertical que el izquierdo—, provocando una "intubación selectiva".

Kate había sufrido un accidente de tráfico. El diagnóstico inicial: traumatismo craneoencefálico (TCE) y politraumatismo múltiple. Sospechaban hipertensión intracraneal (HIC). Los signos eran claros: alteraciones del nivel de conciencia, respiración de Cheyne-Stokes —esa oscilación entre respiraciones profundas y apneas—. Probablemente requeriría un drenaje ventricular.

Todavía no se había descartado la fractura de base de cráneo, así que opté por una sonda orogástrica, nunca nasogástrica: una vía nasal podría atravesar una fractura y penetrar accidentalmente en el encéfalo (especialmente por rotura del hueso etmoides). En su rostro se observaban hematomas/equimosis peri orbitarios y hemorragias conjuntivales bilaterales; el signo de Battle —equimosis retroauricular sobre la mastoides— aún no había aparecido, como suele suceder antes de las 48-72 horas.

Manifestaciones de posible fractura de base de cráneo

Equimosis periorbitario (ojos de mapache)
Hemorragias conjuntivales bilaterales
Equimosis sobre la mastoides (signo de Batlle)
Otorragia/otorrea
Otoliquia/rinoliquia
Anosmia

La otoliquia / rinoliquia se relaciona con salida de líquido cefalorraquídeo (LCR) por fractura o fistula meníngea.

Anosmia

Pérdida del olfato por lesión del nervio olfatorio
(común en fracturas de la fosa anterior)

La conecté al ventilador mecánico en modo controlado (VMC). Estaba en coma, con una puntuación de la Glasgow menor de 8. Ajusté los parámetros iniciales: volumen tidal (VT) de 250 ml, equivalente a unos 5-6 ml/kg de peso, y frecuencia respiratoria de 10 por minuto. El volumen minuto resultante fue de 2,5 L. La fracción inspirada de oxígeno (FiO$_2$) se fijó en 0,35, según indicación médica basada en la gasometría. Saturaba al 99%.

Escala de Glasgow

Área evaluada / Respuesta Puntuación

Apertura ocular (1-4)
Espontánea (4)
Al estímulo verbal (3)
Al dolor (2)
Ausente (1)

Respuesta verbal (1-5)
Orientada (5)

Confusa (4)

Palabras inapropiadas (3)

Incomprensible (2)

Ausente (1)

Respuesta motora (1-6)

Obedece órdenes (6)

Localiza el dolor (5)

Retira ante el dolor (4)

Flexión anormal (3)

Extensión anormal (2)

Ausente (1)

Puntuación mínima: 3

Puntuación máxima: 15

Puntuación de 8 o menos: paciente en coma.

Mientras observaba los parámetros, recordé algo curioso: aprendí la composición del aire con una canción de juventud —esa que menciona el oxígeno, el nitrógeno y el argón, los tres protagonistas invisibles del aire que respiramos—. El oxígeno: 21%, nitrógeno: 78%, argón: 0,9%, y el resto, trazas de otros gases.

La gasometría inicial mostró una PCO_2 de 55 mmHg: hipercapnia. Sabía lo que eso implicaba. El exceso de CO_2 causa vasodilatación cerebral y eleva la presión intracraneal. Valoré la vía aérea: permeable. La presión pico en el ventilador estaba por debajo de 10

cmH_2O, lo que descartaba resistencia aumentada. Informé al médico de guardia y decidió aumentar la frecuencia respiratoria a 15 rpm para hiperventilar "moderadamente".

Diez minutos después, una nueva gasometría mostró PCO_2 de 40 mmHg: objetivo alcanzado. No siempre todo sale tan ajustado en críticos, pero esa vez la fisiología respondió como en los libros.

Recordé entonces una lección del Máster de Especialización en Cuidados de Enfermería Crítica, durante un simulacro de Múltiples Víctimas (MV). Un profesor insistía: "*Toda víctima de accidente de tráfico debe considerarse politraumatizada hasta demostrar lo contrario*". Aquella frase resonaba en mi cabeza mientras revisaba uno a uno los parámetros de Kate. La prevención, en críticos, no es una palabra bonita: es el límite entre la estabilidad y el colapso.

Le realicé también un electrocardiograma de 12 derivaciones, aunque no sospechábamos alteraciones coronarias. En el ECG, siempre revise que la derivación II sea la imagen especular de aVR: si la polaridad es correcta, los electrodos están bien colocados. En condiciones normales, la onda P es negativa solo en aVR y positiva en el resto. Las derivaciones I, II y III son bipolares; aVR, aVL y aVF son unipolares; y las precordiales V1 a V6, las famosas derivaciones de Wilson nos ofrecen la visión frontal del corazón.

ECG 12 DERIVACIONES

BIPOLARES: I, II, III (plano frontal)
UNIPOLARES: aVR, aVL, aVF (aumentadas, comparan un punto explorador con un punto de referencia)
PRECORDIALES o TORÁCICAS: V1, V2, V3, V4, V5, V6 (plano horizontal)

Las derivaciones V1 y V2, exploran el tabique interventricular; V3 y V4 observan la cara anterior del ventrículo izquierdo y V5 y V6 muestran la cara lateral del corazón. Todas son también unipolares o monopolares.

En críticos aprendí algo valioso: no existe un único ECG. Podemos realizar ECG derecho (ECG R) —colocando los precordiales simétricamente en el hemitórax derecho— para descartar infarto ventricular derecho (V3R–V6R), o ECG posterior (ECG P) —ubicando V4-V6 (ahora V7-V9) en la espalda— para identificar lesiones ocultas. Cada variación amplía nuestra mirada del miocardio.

V7–V9: evalúan la pared posterior del ventrículo izquierdo

V3R–V6R: registran la actividad del ventrículo derecho (importantes en infarto de ventrículo derecho)

Aquel día terminé exhausta, pero satisfecha. Había ingresado a Kate no solo aplicando técnica y protocolo, sino registrando cada causa, cada porqué y cada consecuencia. En la UCI, la diferencia entre repetir y comprender es la misma que entre sobrevivir y sanar.

CAPÍTULO II

SOPORTE VITAL BÁSICO (SVB), DESA Y SOPORTE VITAL AVANZADO

En la unidad de críticos, las reanimaciones cardiopulmonares forman parte de la vida cotidiana, aunque rara vez se trata de un soporte vital "básico" (SVB) en sentido estricto: lo que la mayoría imagina como compresiones y ventilaciones, sin apenas recursos técnicos. Aquí, el escenario es otro: casi siempre necesitamos del soporte vital avanzado (SVA), con la ayuda de monitores multiparamétricos, ventiladores, fármacos vasoactivos y, sobre todo, equipos perfectamente entrenados y coordinados.

Esto no significa que uno sea más importante que el otro. El SVB puede marcar la diferencia entre la vida y la muerte: es el primer eslabón de la cadena de supervivencia y, a menudo, la única posibilidad cuando el tiempo apremia. La diferencia reside en que el SVB prescinde de tecnología y se apoya en las manos y el conocimiento inmediato, mientras que el SVA despliega todo el arsenal de la medicina crítica.

El desfibrilador semiautomático (DESA) se ha convertido en un actor fundamental del SVB, desarrollado para actuar con rapidez en la fibrilación ventricular (FV), ese ritmo caótico y sin pulso donde el corazón no bombea sangre. Una gran parte de las paradas cardiorrespiratorias (PCR) comienzan con una FV, y la desfibrilación precoz puede restaurar el ritmo sinusal y devolver la vida.

Las recomendaciones del Consejo Europeo de Resucitación (ERC) subrayan al menos cinco puntos clave sobre el SVB:

• Los operadores telefónicos del 112 deben estar entrenados en SVB, para detectar PCR a distancia, guiar las maniobras al testigo y movilizar el DESA más cercano.

• Las enfermeras/os, incluso en UCI, debemos garantizar una RCP de calidad, sin distracciones ni dilataciones.

• La frecuencia de compresiones debe mantenerse entre 100-120 por minuto: este rango optimiza la presión arterial media (PAM) y el flujo sanguíneo cerebral (FSC).

• La profundidad adecuada de cada compresión es de unos 5 cm, no más de 6, y debemos dejar que el tórax se re-expanda completamente después de cada empuje.

• Entre la última compresión y la ventilación correspondiente no deben transcurrir más de 5-10 segundos, para no perder la presión generada y proteger así la perfusión cerebral.

La relación masaje: ventilación sigue siendo de 30:2. Cada ventilación, de un segundo, evita la insuflación gástrica exagerada y reduce el riesgo de vómito y aspiración pulmonar. Las manos se colocan entrelazadas en el centro del tórax, brazos rectos y perpendiculares. El mensaje más repetido en todas las guías: minimizar interrupciones y comprimir siempre que sea posible. Si nuestros brazos se detienen sin motivo, el paciente paga el precio. Una desfibrilación en FV aplicada en los primeros 3-5 minutos puede alcanzar tasas de supervivencia del 70%. Pocos tratamientos en medicina logran tal impacto.

Obstrucción de la vía aérea por cuerpo extraño (OVACE): actuación en adultos.

Tres escenarios, tres respuestas:

• Obstrucción parcial, paciente consciente: se anima a toser enérgicamente. Si el objeto no sale, se solicita ayuda urgente.

• Obstrucción total, paciente consciente, pero en riesgo inminente: cinco palmadas interescapulares, seguidas de cinco compresiones abdominales (maniobra de Heimlich), repitiendo el ciclo si es necesario.

• Pérdida de conciencia: inicie cinco ventilaciones de rescate y, si no son efectivas o no hay acceso de aire, proceder a compresiones torácicas (30:2). Para embarazadas, las compresiones se realizan en el tórax, nunca sobre el abdomen.

Las nuevas normas publicadas en materia de SVB en octubre de 2025 indicen en alguno de esos puntos, reforzándolos y ampliándolos:

Cadena de Supervivencia y Sistemas

Se mantiene una cadena de cuatro eslabones: prevención, reconocimiento temprano, RCP/desfibrilación precoz, y cuidados post-resucitación/recuperación, enfatizando la prevención y el seguimiento a largo plazo del superviviente.

Se recomienda involucrar a organismos gubernamentales y sociales en campañas públicas, educación obligatoria en RCP desde la infancia, promoción de la formación en lugares de trabajo y grandes eventos, y el uso de redes sociales para aumentar la conciencia y el conocimiento, siempre siguiendo directrices validadas.

Los sistemas sanitarios deben implementar programas de primeros respondedores, con aviso inmediato por los servicios de emergencia y acceso rápido a desfibrilador (DESA), además de estandarizar la notificación y mejora continua del sistema.

Recomendaciones en Soporte Vital Básico (SVB)

• Reconocer el paro cardíaco en personas inconscientes con respiración anormal (jadeos, etc.) y comenzar RCP sin demora, hasta llegar de ayuda profesional.

• Si hay dudas, comience RCP y déjese guiar por el operador del 112.

• Usar la DESA tan pronto como esté disponible, siguiendo sus instrucciones audiovisuales todo el tiempo.

• Compresiones torácicas eficaces: al menos 5 cm y no más de 6 cm de profundidad, a ritmo de 100-120/minuto, y permitir el retroceso completo entre compresiones.

• Ventilación: si no se está entrenado para dar ventilaciones, realice compresiones continuas.

Kate no llegó a tener una PCR, pero su gravedad hacía que no pudiera apartar el pensamiento de ella ni en mi descanso en casa. Las enfermeras llevamos a nuestros pacientes en la mente y el corazón; la vocación es una extensión del cuidado, incluso en la distancia. Aún no me conoce —al menos no conscientemente— pero yo a ella sí.

Soporte Vital Avanzado (SVA)

El SVA es el terreno donde la enfermería y la medicina despliegan su máxima complejidad: material específico, medicación de urgencia, control de la vía aérea, monitorización intensiva y profesionales altamente capacitados.

Siempre me ha fascinado la respuesta organizada frente a las arritmias. Aprovecho un momento libre para repasar el póster de la sala de descanso que resume nuestra actuación ante los principales ritmos letales:

Abordaje de arritmias en SVA

- Asistolia: MCE y ventilación a 30:2, sin pausas.

> La frase que me quedó grabada del Dr. Luis Mifsut:
> *"no dar masaje en asistolia es castigar al paciente".*

- Fibrilación ventricular / TV sin pulso: Desfibrilación máxima. Mono/bifásico según equipo (360J monofásico o 200J bifásico, preferible este último por su eficacia). Se puede alternar el masaje si la FV es fina: mejorar la "calidad" del impulso eléctrico facilitar el retorno a ritmo sinusal.

- Bradicardia extrema (FC<35 lpm, bajo gasto): Atropina (máx 3 mg o 3 ampollas). Dosis bajas (<0,5 mg) pueden agravar la bradicardia, por antagonismo parcial a nivel de receptores muscarínicos. Aprendí que el ajuste de dosis es personalizado, y que el peso corporal importa más de lo que imaginaba.

- Taquicardia ventricular: Si es inestable (hipotensión, alteraciones de conciencia, dolor, disnea), cardioversión sincronizada con baja energía —el desfibrilador detecta la onda R y evita descargar sobre la onda T, previniendo arritmias graves—. Si es tolerada, antiarrítmicos como la amiodarona. Para TV o FV refractaria, amiodarona y vasopresores son los recursos de elección.

Estos procedimientos requieren no solo precisión, sino también una monitorización exhaustiva: la capnografía resulta fundamental, ya que nos informa sobre la eficacia de la reanimación, la posición del tubo endotraqueal y nos alerta del retorno de circulación espontánea (RCE) mediante variaciones del $EtCO_2$. Si tras más de 20-30 minutos de RCP no aumenta el $EtCO_2$, el pronóstico es nefasto.

Me divierte un ritmo poco habitual, el llamado "ritmo de escape": ritmo lento, QRS ancho, donde el ventrículo asume el mando en un esfuerzo desesperado por mantener la función, una metáfora perfecta de la resiliencia.

"Espero que mi corazón, y sobre todo el de Kate, mantenga un buen ritmo de escape... y que algún día nos escapemos juntos, lejos de la unidad, hacia la vida que aún nos espera".

Las nuevas normas en materia de SVA publicadas en noviembre de 2025 inciden en:

Recomendaciones en Soporte Vital Avanzado (SVA)

- Prevenir el paro en hospital mediante decisiones clínicas anticipadas y sistemas de alerta temprana.

- En caso de paro intrahospitalario, comenzar RCP y desfibrilación lo más rápido posible (<3 minutos si ritmo es desfibrilable), administrar adrenalina rápidamente en ritmos no desfibrilables, y tratar causas reversibles.

- El equipo de reanimación debe estar correctamente formado y tener una reunión de roles al inicio de cada turno.

- Usar capnografía para monitorear la calidad y efectividad de la RCP y confirmar la vía aérea.

- Se recomienda adaptar las guías a recursos locales, con enfoque especial en la prevención y SVB en entornos de pocos recursos.

- Debriefing regular, revisión continua y mejora de estrategias en equipos de respuesta.

Primeros Auxilios y Circunstancias Especiales

Incluir manejo de sangrado grave, control de la vía aérea, manejo de anafilaxia, accidente cerebrovascular, hipoglucemia, asfixia, trauma (restricción cervical), intoxicaciones y ahogamiento, siempre priorizando la seguridad del reanimador y la víctima.

Active la asistencia sanitaria ante sospecha de paro y siga las indicaciones del operador de emergencias.

Los kits de primeros auxiliares deben estar adaptados al entorno y riesgos locales y ser accesibles y mantenidos adecuadamente.

Ética y Consideraciones Finales

Las decisiones sobre la reanimación deben estar integradas en la planificación anticipada de tratamientos, respetando tanto las decisiones clínicas como los valores y preferencias del paciente.

Debe ofrecer apoyo psicológico a los primeros respondedores y familiares tras el evento.

Las guías incluyen recomendaciones para proteger la autonomía del paciente y del rescatador, así como limitar la actuación en casos de directiva anticipada o daño probable mayor.

Aspectos Destacados Adicionales

Uso de inteligencia artificial aún limitado, solo en entornos de investigación o control en soporte vital.

En hipotermia, hipoxia y situaciones especiales (hipertermia, ahogamiento, etc.), ajuste según las recomendaciones de gravedad y capacidades del recurso disponible.

CAPÍTULO III

ELEGIR Y ETIQUETAR...

Mi unidad está pintada de verde claro, y mi pijama también. A algunos les resulta un color calmante, quizás terapéutico; a mí me recuerda al silencio de las madrugadas hospitalarias, cuando sólo suena el respirador y la vida se mide en monitores. Aun así, confieso que prefiero el azul. El azul me devuelve a la calma del mar de mi infancia, al aire limpio, al descanso que pocas veces llega tras una guardia.

Verde, amarillo, rojo, negro... Qué más da, podría pensar alguien desde fuera. Pero aquí dentro, esos colores no decoran, deciden. No son una paleta estética, son códigos vitales. Ordenan el caos cuando el caos es la norma. Sin embargo, más allá de los extremos, también existen los grises —y yo tengo muchos días grises—, aunque he aprendido a pintarlos de otro color cuando puedo. Luchar, después de todo, también es una forma de mezcla.

Quizás elijo el azul porque Kate tiene los ojos verdes. En mi cabeza, como en el triaje, todo se ordena por colores; cada uno con un significado, cada uno con un tiempo.

El lenguaje del color en la urgencia

En el ámbito extrahospitalario utilizamos el sistema START (Simple Triage And Rapid Treatment, o triaje simple y tratamiento rápido), un modelo tetrapolar que emplea cuatro colores: negro, rojo, amarillo y verde. En cambio, el Manchester Triage System (MTS) —el sistema hospitalario— usa cinco, agregando el azul. Qué curiosa coincidencia: el azul, el color que falta afuera, aparece adentro, cuando ya hay tiempo para la calma y la clasificación más detallada.

START está diseñado para el terreno del impacto, el lugar donde el accidente o la catástrofe acaban de suceder. Allí, los segundos son más valiosos que los diagnósticos, y una decisión puede salvar o perder una vida.

Los colores son códigos de supervivencia:

• Negro: ausencia de signos vitales o lesiones incompatibles con la vida (trituración masiva, decapitación, muerte encefálica evidente). En START, el negro no es un juicio moral, es un límite fisiológico.

• Rojo: urgencia absoluta. Pacientes críticos, pero potencialmente recuperables: parada cardiorrespiratoria presenciada, TCE grave, hemorragia activa, quemaduras extensas, dificultad respiratoria grave. Aquí cada minuto cuenta.

• Amarillo: urgencia relativa. El paciente requiere asistencia, pero puede esperar sin peligro inmediato: fractura de fémur sin shock, quemaduras menores, TCE leve, inconsciencia recuperable.

• Verde: leves o ambulatorios. Contusiones, abrasiones, heridas menores. Son los "deambulatorios", quienes pueden caminar —literalmente de ahí surge el código verde—.

> El sistema busca equilibrio: priorizar lo urgente sin olvidar lo importante.
>
> En un escenario de múltiples víctimas (MV), el triaje START convierte el desorden en la estructura.

El triaje del hospital: Manchester

Dentro del hospital, la urgencia tiene otro pulso. El Manchester Triage System (MTS) clasifica a los pacientes según gravedad y tiempo máximo de espera. Aquí los colores se transforman en tiempos, en minutos de margen frente a la amenaza.

Originado en el Reino Unido, con cinco niveles jerárquicos que priorizan mediante un algoritmo estructurado y criterios clínicos. Está orientado a optimizar la atención en servicio de urgencias hospitalarias y en algunos casos ha sido adaptado a contextos específicos.

- Rojo (resucitación): atención inmediata.
- Naranja (emergencia): hasta 10-15 minutos.
- Amarillo (urgente): hasta 60 minutos.
- Verde (menor): hasta 120 minutos.
- Azul (no urgente): hasta 240 minutos, o 4 horas.

Esos minutos no son capricho algorítmico; responden a estudios de supervivencia, fisiopatología y pronósticos. La variación entre un rojo y una naranja suele ser la diferencia entre una vía aérea asegurada o una obstruida, entre un infarto activo o uno resuelto.

El MTS contempla 52 motivos principales de consulta, desde dolor torácico o traumatismo craneal, hasta fiebre o disnea. Cada motivo despliega un árbol de preguntas, "discriminadores", que conducen al color final. Este proceso guía la atención objetiva y prioriza sin dejar lugar a la intuición aislada.

Sin embargo, aun con todo su rigor, el triaje también es arte: no hay algoritmo que sustituya el olfato clínico de una enfermera que percibe la palidez repentina o el sudor frío de un paciente que aún no ha hablado. Aprendí que el ojo humano sigue siendo el primer monitor.

Otros tipos de triaje prehospitalario alternativos

Se divide principalmente en dos fases:

• Triaje básico o primer triaje: realizado por personal no sanitario en el lugar del incidente. Es rápido (menos de un minuto por paciente) y clasifica a las víctimas para detectar casos críticos o inestables, priorizando la evacuación urgente: especialmente el SHORT. El CareFlight y Sieve utilizan escalas funcionales y técnicas rápidas para la clasificación inicial.

• Triaje avanzado: realizado en el puesto médico avanzado (PMA) por personal sanitario, incorpora evaluación más detallada, estabilización y determinación de prioridades para el tratamiento y traslado. Se emplean métodos más complejos con medición de parámetros fisiológicos. Ejemplo de método avanzado es el META (Modelo Extrahospitalario de Triaje Avanzado) que ha demostrado ser más completo y efectivo.

Otros tipos de triaje hospitalario alternativos

Modelo NTS (Nationale Triage System): creado en Holanda, con cinco niveles de prioridad y que puede aplicarse tanto en urgencias hospitalarias como en triaje telefónico. Este sistema establece criterios específicos para cada nivel sobre recursos, ingreso y seguimiento.

Sistema CTAS (Canadian Triage and Acuity Scale): utilizado en Canadá, con seis niveles que clasifican a los pacientes según la gravedad de sus síntomas y signos vitales, permitiendo también la reevaluación periódica. Es uno de los sistemas más estandarizados internacionalmente, con énfasis en la integración de parámetros objetivos y subjetivos.

Simbología del color

Mientras registraba mis notas para la sesión de formación, leí un texto de Víctor Turner, La selva de los símbolos, donde el autor explora cómo cada cultura otorga un sentido distinto al color. El blanco puede ser pureza o luto. El rojo, sangre o guerra. El negro, fin o renacer. Es fascinante cómo trasladamos estas asociaciones al campo sanitario sin ser del todo conscientes.

En nuestra cultura occidental, el negro sigue siendo el signo de la muerte —como el código negro del triaje—. El rojo, sinónimo de urgencia, alerta y peligro, nos remite a la sangre, al latido, a la vida que escapa. El amarillo, ambivalente, combina el calor y la advertencia: es espera, precaución. El verde se percibe como esperanza, estabilidad, y quizás por eso llena nuestras paredes hospitalarias. Y el azul, en el Manchester, simboliza la pausa, la no urgencia: el tiempo ganado, el que ya no amenaza.

En algunos pueblos africanos, Turner describe cómo el negro representa la lluvia, la fertilidad y no la muerte; Mientras que el rojo, pintado en mejillas y frente, invoca energía, preparación para la batalla. Es curioso pensar que en nuestra modernidad sanitaria seguimos reproduciendo el lenguaje ancestral del color. Hemos sustituido los tambores por monitores, pero seguimos leyendo la realidad a través del mismo prisma simbólico.

Entre la elección y la emoción

Triar, al fin y al cabo, es elegir. Etiquetar no es juzgar, sino decidir en segundos con información limitada. Es un acto de humildad y de responsabilidad: poner color donde reina la urgencia. La enfermera que realiza el triaje es, en ese momento, la frontera entre el caos y la atención ordenada. Su decisión no se basa solo en datos, sino en mirada, experiencia y empatía.

A veces pienso que la vida también nos "triagea", nos coloca etiquetas fugaces: los fuertes, los frágiles, los que esperan, los que no. Pero igual que en la urgencia, siempre hay margen para cambiar de color. Nadie es verde o rojo para siempre. Kate, por ejemplo, llegó roja —urgencia total—, pero la esperanza que me inspira siempre la viste de azul.

El azul que a mí me gusta. El azul de su posible despertar. El azul de los días donde el cuidado vence al pronóstico.

CAPÍTULO IV

MONITORIZAR

El monitor parpadeaba una sinfonía de números que, a fuerza de mirar cada día, uno termina por reconocer como un idioma propio. Detrás de cada valor hay una historia microscópica: una arteria que se abre, una célula que exige oxígeno, un corazón que se esfuerza por seguir. La monitorización no es un conjunto de cables, es un diálogo entre el cuerpo y nosotros.

Kate presentaba inestabilidad hemodinámica por múltiples causas: pérdida de sangre que sugería shock hemorrágico, fiebre, un proceso inflamatorio sistémico abrumador, y la respuesta de su organismo ante tanta agresión externa —vías, sondas, catéteres, alarmas—. La hipotensión arterial, con una Presión Arterial Media (PAM) por debajo de 80-90 mmHg, comprometía la perfusión coronaria, cerebral y sistémica. En la UCI, ese descenso no es solo un valor: es una voz de alarma apenas perceptible, el preludio del fallo multiorgánico.

Acceso venoso y control hemodinámico

Decidimos colocar un catéter central de inserción periférica (PICC). Estas vías —Cavafix®, Drum®, BD® o Piccline®— permiten acceder a la vena cava superior, punto donde las presiones reflejan el retorno venoso al corazón derecho. Preferimos la vena basílica por su trayecto anatómico favorable. El objetivo: medir la Presión Venosa Central (PVC), un parámetro indirecto de la volemia.

- Valores normales: 2-10 mmHg.

- Por debajo de 2 mmHg: hipovolemia.

- Por encima de 10 mmHg: hipervolemia o disfunción ventricular derecha.

Una vez canalizada la vía, el monitor emitió una onda con valor de 1 mmHg. Tras infundir 250 ml de cloruro sódico al 0,9% y 250 ml de Ringer Lactato en media hora, la PAM ascendió hasta 93 mmHg y la diuresis aumentó. Una confirmación empírica de aquella frase que todos recordamos de nuestros profesores: *"el riñón es órgano presión-dependiente"*.

Sin embargo, el PVC es una medida útil pero imperfecta. Su interpretación debe hacerse en contexto: con valores alterados por la PEEP del respirador, un neumotórax, un taponamiento cardíaco o una presión abdominal elevada, su confiabilidad se distorsiona. En cuidados críticos, ningún número puede leerse aislado.

Monitorización intracraneal: el equilibrio invisible

El neurocirujano decidió colocar un drenaje ventricular externo (DVE). Este dispositivo cumple una doble función: medir la Presión Intracraneal (PIC) y drenar Líquido Cefalorraquídeo (LCR) cuando la presión cerebral aumenta. Existen otros sistemas (epidurales, subdurales, intraparenquimatosos), pero ninguno combina medición y drenaje como el ventricular: en algunos textos aparece como el "Gold standard",

La PIC inicial era de 60 mmHg, una cifra muy por encima de lo esperado. Con una PAM de 93 mmHg, la Presión de Perfusión Cerebral (PPC) —calculada como PAM - PIC— resultó de apenas 33 mmHg, cuando el objetivo terapéutico es mantenerla por encima de 70 mmHg.

Drenamos cerca de 56 ml de LCR. Después de dos horas, la PIC descendió a 20 mmHg y el PPC alcanzó 71 mmHg. Ese número, más que una cifra, era una ventana de oxígeno para las neuronas.

El transductor de presión se calibró ("hacer el cero") a nivel del conducto auditivo externo, que anatómicamente corresponde al agujero de Monro, punto de conexión entre los ventrículos cerebrales laterales y el tercero. Desde ahí, el flujo del LCR continúa por el acueducto de Silvio hasta el cuarto ventrículo, saliendo luego al espacio subaracnoideo a través del agujero de Magendie. Una corriente invisible que baña y protege al cerebro.

Cuidados de enfermería en el control de la PIC

La enfermería desempeña un papel decisivo: observar, prevenir y actuar. Mis objetivos estaban claros: disminuir la PIC y mantener su estabilidad.

- Elevar la cabecera de la cama 30°, facilitando el retorno venoso.

- Mantenga la cabeza en posición neutral. La flexión o rotación obstructiva puede aumentar la presión, especialmente por colapso de las venas que drenan del cerebro, especialmente la yugular.

- Asegurar la vía aérea y evitar aspiraciones innecesarias.

- Controlar la temperatura, ya que cada grado de fiebre aumenta un 7-10% el consumo cerebral de O_2.

• Monitorizar electrolitos (Na^+, K^+) y glucemia: la hipernatremia agrava el edema y la hiperglucemia se asocia a mal pronóstico neurológico, ya que sin oxigeno la glucosa se metaboliza por la vía anaerobia y produce niveles altos de ácido láctico, piruvato y glutamato que inducen a necrosis.

• Vigilar signos de convulsión, incluso mioclonías sutiles ("temblores finos"), frecuentes tras un TCE. Antes descartar elevación de la temperatura, ya que podría ser una de las causas también.

• Evitar maniobras de Valsalva (toser, intentar levantarse de la cama con las manos o defecar haciendo demasiada fuerza) y estímulos emocionales en las visitas. Es frecuente dar fármacos o alimentos con fibra que hagan que el bolo fecal salga fácilmente. Hay que educar a la familia antes de que entren, ya que a veces se suceden escenas que pueden alterar al paciente.

Por tanto, el cuidado aplicado con precisión puede ser tan terapéutico como una perfusión de fármacos.

Avances en monitorización hemodinámica

En mi turno nocturno, miraba los nuevos equipos con curiosidad científica: la tecnología del control del cuerpo es fascinante cuando se entiende su lógica interna.

Swan-Ganz®: catéter de arteria pulmonar que, además de la PVC, mide:

• Presión arterial pulmonar (PAP).

• Presión capilar pulmonar (PCP), que estima la precarga izquierda.

• Gasto cardíaco (GC): 4-6 L/min.

• Saturación venosa mixta (SvO_2): equilibrio entre perfusión y consumo.

- Índice cardíaco (IC = GC/m^2) y resistencias vasculares sistémicas (RVS).

No obstante, su uso prolongado (>72h) aumenta el riesgo de infección, rotura del balón o perforación pulmonar.

PiCCO Plus® (Pulsión®): monitor "mínimamente invasivo". Combina una vía arterial y una vía central; no entra en el corazón y mide:

- Gasto cardíaco izquierdo GC). Sangre en ml que sale del corazón en un minuto.

- Volumen intracardiaco global (GEDI). Volumen de las cuatro cámaras cardíacas.

- Agua pulmonar extravascular (ELWI): identifica edema pulmonar incipiente. Agua que se queda en el parénquima pulmonar.

- Saturación venosa mixta (SvO2): media de la saturación venosa de todo el cuerpo.

Su gran virtud es la posibilidad de detectar sobrecarga o déficit hídrico antes de que el paciente lo muestre clínicamente.

LIMON® y CIMON®: sistemas complementarios

LIMON® valora el aclaramiento hepático de ICG, indicador de perfusión hepática.

CIMON® calcula la presión intraabdominal (PIA), cuyo valor debe permanecer por debajo de 12 mmHg.

Otros sistemas avanzados de control

Capnografía y capnometría (EtCO$_2$): permiten correlacionar la presión de CO$_2$ espirado con su valor arterial (EtCO$_2$ + 5 = PCO$_2$). Una monitorización esencial en pacientes ventilados, indicadora de ventilación alveolar, perfusión pulmonar y compresiones torácicas efectivas durante la RCP.

Balón de Contrapulsación Intraaórtico (BCIA): herramienta de soporte mecánico en insuficiencia cardíaca severa. Su mecanismo es elegante: el balón se infla durante la diástole (mejorando la perfusión coronaria cerebral y sistémica) y se desinfla justo antes de la sístole (reduciendo la poscarga). Precisión y sincronización en cada ciclo.

Sistema Impella®: Es un dispositivo de asistencia ventricular percutánea utilizado en pacientes con insuficiencia cardiaca aguda, principalmente en contextos de shock cardiogénico o intervenciones coronarias de alto riesgo. Es una bomba microaxial de pequeño tamaño que se inserta habitualmente por la arteria femoral y se posiciona a través de la válvula aórtica, ubicando su extremo distal dentro del ventrículo izquierdo.

Su función principal es extraer sangre del ventrículo izquierdo y llevarla directamente a la aorta, lo que reduce la carga del corazón y facilita el mantenimiento del gasto cardíaco. Esta indicado en el Shock cardiogénico, especialmente tras infarto agudo de miocardio, en el apoyo cardíaco temporal durante procedimientos de riesgo como angioplastias complejas y en la descarga ventricular izquierda tras cirugías o en situaciones de fallo ventricular izquierdo refractario.

Hay modelos que difieren en flujo máximo: Impella 2.5 (hasta 2.5 L/min percutáneo), Impella CP (hasta 4 L/min, también percutáneo), Impella 5.0 y 5.5 (hasta 5 L/min o más, requieren acceso quirúrgico y habitualmente se implantan por la arteria subclavia). La elección depende del estado clínico y de las necesidades de soporte hemodinámico del paciente.

Ventajas frente a otros dispositivos como el balón de contrapulsación: mayor flujo, mejor perfusión orgánica y menor invasividad respecto a sistemas ECMO.

Monitorización cerebral avanzada

El cerebro, tan delicado como decisivo, requiere sistemas de observación más allá de la presión.

PtiO$_2$: presión tisular de oxígeno, umbral crítico <10 mmHg. Permite conocer el oxígeno realmente disponible para las neuronas.

Microdiálisis cerebral: evalúa el metabolismo anaerobio midiendo lactato, piruvato y glutamato. La elevación de estos metabolitos indica isquemia o necrosis incipiente.

Catéter yugular (SjO$_2$): mide la saturación de oxígeno en la sangre venosa cerebral (55–75%). Valores >75% pueden significar que el cerebro no capta O$_2$ (daño metabólico).

NIRS (Espectroscopia de Infrarrojo Cercano): alternativa no invasiva que evalúa la saturación regional de O$_2$ en cada hemisferio. Es el presente de la monitorización cerebral no invasiva.

Mientras observaba las gráficas de Kate estabilizándose, me di cuenta de que la monitorización no se trata solo de datos, sino de significados. Cada línea, cada curva en el monitor, traduce una historia fisiológica en tiempo real. El arte del cuidado consiste en interpretarlas, transformarlas en acción: ajustar, drenar, infundir, observar… y esperar.

La tecnología nos permite medirlo casi todo: presiones, volúmenes, saturaciones. Pero hay parámetros que ningún monitor traduce: la esperanza, la vocación, la tensión invisible de quienes acompañamos en silencio.

---

1 mmHg equivale a 1,36 cmH$_2$O

---

1 mmHg equivale a 1,36 cmH$_2$O, pensé, mientras anotaba los registros. Esta conversión se basa en la equivalencia física y fisioló-

gica entre estas dos unidades de medida de presión. La presión en milímetros de mercurio (mmHg) se emplea especialmente para medir la tensión arterial (TA) o la presión intracraneal (PIC), mientras que los centímetros de agua (cmH_2O) se usan principalmente en el ámbito de la neumología y ventilación mecánica para expresar presiones en sistemas respiratorios.

CAPÍTULO V

VÍAS

Muchas vías nos llevan al corazón. A veces, literalmente.

A Kate le insertamos una vía central de inserción periférica a través de ecografía, en el brazo derecho para medir la presión venosa central (PVC). Es una técnica que realiza la enfermera con precisión, bajo condiciones de máxima asepsia, guiada por la práctica y la intuición que da la experiencia. El distal del catéter debe de situarse en la vena cava superior. La PVC nos orienta sobre el estado de volemia del paciente y nos ayuda a valorar la respuesta a la administración de líquidos o fármacos vasoactivos.

La ecografía se utiliza en tiempo real para visualizar y seleccionar la vena ideal para la inserción, generalmente una vena profunda que no se puede palpar fácilmente.

El uso de una sonda lineal de alta frecuencia permite identificar la vena, su recorrido y evitar estructuras importantes como arterias y nervios.

Las vías periféricas, en cambio, son las más utilizadas en las situaciones iniciales o menos críticas. Pueden insertarse en distintos puntos: venas metacarpianas dorsales de la mano, radiales, medianas, cefálicas, basílicas, entre otras. La elección no es casual: depende tanto de la accesibilidad venosa como del calibre del catéter y del objetivo terapéutico.

El calibre del dispositivo determina la velocidad máxima de perfusión. Con un nº 20 (rosa) se alcanzan aproximadamente 64 ml/minuto, mientras que con un nº 14 (naranja) podemos llegar a perfundir hasta 325 ml/minuto. En un paciente hipovolémico, este detalle puede marcar la diferencia entre la vida y la muerte: el catéter de mayor diámetro permite reponer volumen de forma más rápida y eficaz.

---

14 G. (Naranja) = 325 ml/min

16 G. (Gris) = 208 ml/min

18 G. (Verde) = 95 ml/min

20G. (Rosa) = 64 ml/min

22G. (Azul) = 37 ml/min

24G. (Amarillo) = 18 ml/min

Cuando Kate fue rescatada, en el mismo lugar del accidente, le colocaron "*in situ*" un catéter nº 18 (verde). A través de él recibió analgesia, sedación y fluidoterapia inicial, medidas básicas para su estabilización antes de ingresar en la unidad.

Las vías centrales —como la yugular interna, la subclavia o la femoral— son dispositivos que se colocan en el hospital, bajo control y monitorización, generalmente con guía ecográfica para reducir riesgos. No resultan adecuados en el medio extrahospitalario por la menor seguridad del entorno y por las posibles complicaciones: en la canalización de la subclavia existe riesgo de neumotórax o hemotórax; en la yugular interna, el peligro está en la punción accidental de la arteria carótida.

La vía que sostiene la vida

En el hospital, la vía venosa es tan esencial como la respiración o el pulso. Es el camino que permite actuar: hidratar, medicar, anestesiar, salvar. Sin ella, cualquier maniobra terapéutica se detiene. En cuidados críticos, es la autopista invisible por donde transita gran parte del cuidado.

Pero no siempre es sencillo obtener ese acceso. Hay pacientes cuyas venas se esconden como ríos subterráneos, invisibles y frágiles; los llamamos con ternura y frustración "malas venas". En ellos, cada intento fallido deja una huella, no solo en la piel, sino en nuestra paciencia y destreza.

Aun así, el trabajo en equipo marca la diferencia. Siempre hay una compañera, un compañero, de esos que parecen tener visión de rayos X. Llega, observa apenas unos segundos y, con una seguridad casi quirúrgica, introduce el catéter con un gesto limpio. La práctica, la sensibilidad y la calma distinguen al experto.

Cuando no se logra canalizar una vía periférica, el siguiente paso puede ser una vía central, pero su colocación requiere precisión, tiempo y un entorno controlado. En el medio extrahospitalario, como en un servicio de emergencias, esa opción se vuelve muchas veces inviable por su complejidad y riesgo de complicaciones (neumotórax, perforaciones, infecciones o arritmias).

Cuando el tiempo no espera: la vía intraósea

Ante una urgencia vital —como una parada cardiorrespiratoria (PCR) —, cada segundo perdido en intentar una vía venosa es sangre que no recibe medicación, corazón que no se activa, vida que se apaga. Por ello, el Consejo Europeo de Resucitación (ERC) recomienda, en caso de imposibilidad de canalizar una vía periférica rápida, utilizar la vía intraósea (IO).

Este acceso, que puede parecer extremo a quien nunca lo ha visto, es en realidad uno de los recursos más eficaces en situaciones críticas. Permite infundir fármacos, fluidos y sangre directamente en la médula ósea, que actúa como un sistema vascular rígido, altamente perfundido. Desde allí, los medicamentos pasan con rapidez a la circulación central a través de las sinusoides óseas.

Las vías intraóseas modernas han hecho que este procedimiento sea rápido y seguro. Existen distintos tipos y sistemas de inserción:

- **COOK®:** sistema manual, utilizado sobre todo en pediatría.
- **BIG®** (Pistola de inyección de huesos): mecanismo de resorte para inserción rápida.
- **EZ-IO®:** dispositivo motorizado que emplea una aguja con rosca, permitiendo una canalización casi inmediata, incluso en adultos de huesos densos.

El sitio de inserción más habitual es la meseta tibial proximal, por su proximidad a la superficie y bajo riesgo de complicaciones. También pueden utilizarse el húmero proximal y la cresta ilíaca, dependiendo de la edad del paciente y el contexto clínico.

Adrenalina, médula y esperanza

Durante la reanimación, uno de los fármacos más críticos es la adrenalina, que estimula el corazón y favorece la perfusión coronaria y cerebral. Cuando se administra por la vía intraósea, alcanza concentraciones plasmáticas eficaces tan rápido como por vía intravenosa. En estudios comparativos, se ha demostrado que el tiempo para lograr un pulso efectivo o una recuperación de la circulación espontánea (ROSC) se acorta significativamente cuando se usa esta vía en lugar de continuar intentando accesos venosos imposibles.

La médula ósea, tantas veces ignorada, se convierte así en el canal que conecta la urgencia con la oportunidad, la técnica con la vida.

La tercera opción: la vía endotraqueal

Si no se dispone de acceso intraóseo ni venoso, la vía endotraqueal (ET) puede ser una alternativa de último recurso. Consiste en administrar los fármacos —adrenalina, atropina, lidocaína, naloxona o vasopresina— directamente a través del tubo endotraqueal, diluidos en solución salina fisiológica (SF) y a una concentración triple respecto a la dosis intravenosa, para compensar la absorción pulmonar.

Sin embargo, esta vía presenta limitaciones: la absorción puede ser irregular y su eficacia varía según el tipo de fármaco y las condiciones ventilatorias. Por ello, las guías actuales la relegan al tercer lugar tras los accesorios periféricos e intraóseos.

La mirada desde el cuidado

En cada venopunción hay algo más que técnica: hay paciencia, observación, intuición. Es mirar un brazo y ver más allá de la piel, es sentir el pulso, leer la anatomía, medir la confianza.

A veces pienso que, más que insertar una vía, construimos un puente: entre el cuerpo y su tratamiento, entre la urgencia y la esperanza.

Porque, en definitiva, la vía —sea fina como un catéter o profunda como el hueso— es mucho más que un acceso.

Es el hilo que sostiene la intervención, la herramienta silenciosa que, por segundos, puede cambiar un destino.

CAPÍTULO VI

LATIR...

¿Cuántas veces latirá el corazón de Kate en toda su vida? Nadie lo sabe con certeza, quizás dependa de las circunstancias que la rodearon y de los cuidados que ahora recibe. A veces, los latidos del corazón no sólo responden a impulsos eléctricos, sino también a las manos que lo atienden, a las decisiones tomadas en segundos que pueden alargar o acortar toda una existencia.

Reconociendo el ataque del corazón

Un síndrome coronario agudo (SCA) puede identificarse gracias a tres pilares diagnósticos que guían la actuación de enfermería y del equipo de emergencias.

1. Manifestaciones clínicas.

El corazón avisa. El dolor precordial, opresivo, que puede irradiarse al cuello, la mandíbula o los brazos, suele acompañarse de sudoración profusa, náuseas, vómitos y, en ocasiones, una sensación abrumadora de muerte inminente. Son síntomas del bajo gasto cardíaco, del corazón exhausto que intenta mantener el flujo. En mujeres o ancianos el cuadro puede ser atípico; en los diabéticos, el infarto a menudo pasa desapercibido, sin dolor aparente, debido a la neuropatía que afecta a la percepción sensorial.

2. Enzimas cardíacas.

Cuando las células del miocardio mueren, liberan marcadores que viajan por la sangre y delatan el daño. Entre ellos encontramos la CPK-MB, la troponina —la más específica— y la mioglobina, que se eleva precozmente y ayuda a identificar el evento en sus primeras horas. También se elevan otras enzimas menos específicas, como las transaminasas — GOT, GPT — y la CPK total, que reflejan la destrucción muscular generalizada.

3. Electrocardiograma.

El ECG se convierte en el mapa donde se dibuja la isquemia. Observamos elevación del segmento ST (en el SCACEST) o su depresión (en el SCASEST), aparición de ondas Q patológicas (mayores de un tercio del complejo QRS), y ondas T negativas. Cada trazo cuenta una historia eléctrica de sufrimiento o recuperación.

Los caminos de la sangre: las coronarias

El corazón se alimenta a sí mismo mediante dos arterias principales: la coronaria derecha (CorD) y la izquierda (CorIz). La coronaria derecha irriga los nodos del sistema eléctrico —el nodo sinusal, el auriculoventricular, el Haz de His y las fibras de Purkinje—. Una obstrucción en esta arteria no sólo provoca necrosis del tejido, sino también trastornos de la conducción: bloqueos auriculoventriculares, bradicardia extrema o fibrilaciones fatales.

El infarto de la coronaria izquierda o de su rama descendente anterior es de los más devastadores: afecta al ventrículo izquierdo y con él al gasto cardíaco. Son los latidos que sostienen la tensión arterial, la perfusión cerebral y la vida misma.

Cuando el infarto no duele

Algunos infartos pasan silenciosos, ocultas tras molestias epigástricas o un malestar leve. En los diabéticos, la neuropatía secundaria a la hiperglucemia enmascara las señales de alarma. En el IAM de Prinzmetal, el dolor aparece, aunque las arterias no estén obstruidas por placa de ateroma: es la vasoconstricción intensa la que impide temporalmente el paso de sangre. Los trastornos electrolíticos —del sodio (Na^+), potasio (K^+), cloro (Cl^-), calcio (Ca^{2+})— alteran el equilibrio celular y pueden provocar vasoespasmos transitorios, desencadenando isquemias fugaces pero traicioneras.

El rol de la enfermería en el diagnóstico precoz

Las nuevas guías de reanimación y urgencias (ERC) promueven que el personal de enfermería formado interprete los ECG y reconozca signos de SCACEST: una apuesta necesaria que agiliza la activación del Código Infarto. Somos los ojos que primero leen el trazo y las manos que inician la actuación.

Tratamiento inicial del SCA

El tiempo es músculo, en este caso cardiaco. En el ámbito extrahospitalario, si el traslado al hospital con sala de hemodinámica puede hacerse en menos de 30 minutos, la opción prioritaria es la Intervención Coronaria Percutánea primaria (ICP primaria), que consiste en abrir la arteria obstruida mediante catéter y balón (y posible colocación de un muelle o stent).

Si el traslado supera ese tiempo, se indica la fibrinólisis prehospitalaria, siempre y cuando el personal esté adecuadamente formado. Este tratamiento farmacológico destruye el coágulo responsable del infarto.

Antes de hablar de tratamientos, conviene distinguir los tres grandes grupos farmacológicos utilizados en el SCA:

• **Antiplaquetarios:** como el ácido acetilsalicílico (AAS). Con dosis de 100–125 mg se logra un efecto antiplaquetario estable, mientras que las dosis de 500 mg son meramente analgésicas.

• **Anticoagulantes:** como la heparina sódica (no fraccionada), disponible en varias concentraciones en el hospital, y las heparinas de bajo peso molecular (HBPM) (fraccionadas) — Clexane®, Fragmin® — administrables por vía subcutánea o intravenosa.

• **Fibrinolíticos o trombolíticos:** como la tenecteplasa (Metalyse®), en viales de 8000 o 10000 UI, que se administra en bolo intravenoso. Es capaz de disolver el trombo de fibrina y restablecer el flujo coronario.

Mientras los antiplaquetarios y anticoagulantes previenen la formación de nuevos trombos, los fibrinolíticos destruyen los ya existentes.

Cuidados de enfermería durante la fibrinólisis

El procedimiento requiere planificación y seguridad. Antes de administrar el fibrinolítico se canalizan dos vías venosas periféricas (mínimo calibre 18G), se extraen muestras sanguíneas y se prepara el material necesario. Tras la administración, no se realizan punciones adicionales ni se administran inyecciones intramusculares. Esta precaución evita sangrados potenciales.

Está contraindicado en pacientes con cirugía reciente (menos de 7 días), úlcera péptica activa, trastornos de la coagulación u otras situaciones de riesgo hemorrágico.

Entre los efectos adversos encontramos hipotensión arterial y arritmias de reperfusión, que, aunque pueden alarmar, generalmente tienen buen pronóstico: son la expresión de un tejido que vuelve a recibir sangre, y se manifiestan como extrasístoles ventriculares aisladas o breves taquicardias que rara vez comprometen la estabilidad hemodinámica.

Analgesia y control de síntomas

El dolor precordial se trata con cloruro mórfico diluido: normalmente se diluye una ampolla de morfina en 9 ml de suero fisiológico, obteniendo una concentración 1:1 (1 ml = 1 mg). Dado que la morfina puede causar náuseas y vómitos, puede asociarse metoclopramida (Primperan®) por indicación médica, aunque debe evitarse en pacientes con antecedentes de reacciones extrapiramidales (alérgicos a la metoclopramida). En esos casos, el ondansetrón (Yatrox®) resulta una alternativa segura.

El oxígeno, un amigo con medida

Paradójicamente, no todo paciente con dolor torácico debe recibir oxígeno suplementario. Las guías recomiendan administrarlo solo en presencia de hipoxia, disnea o insuficiencia cardíaca, valorando la SpO_2 con pulsioxímetro. Un exceso de oxígeno puede generar radicales libres (como el peróxido de hidrógeno, H_2O_2, o el ión hidroxilo, OH^-), que lesionan las membranas celulares y agravan la necrosis. Demasiado oxígeno también puede ser tóxico.

Volver a latir

Tras cada intervención, monitorización o administración, los latidos de Kate se vuelven a escuchar, más regulares, más firmes. Las ondas del monitor ya no dibujan temor, sino continuidad. En cada golpe del corazón ella se reencuentra con su cuerpo; nosotros, con la razón de cuidar.

Cada latido ganado es, simbólicamente, un paso más hacia la vida recuperada, una alianza entre la ciencia y la ternura asistencial que definen a la enfermería en la unidad coronaria.

CAPÍTULO VII

VENTILAR Y OXIGENAR

Respirar. Un acto tan automático que apenas reparamos en él… hasta que deja de serlo. En cuidados críticos, el arte de respirar —o de ayudar a respirar— se convierte en un delicado equilibrio entre ciencia y humanidad.

No es lo mismo ventilar que oxigenar. La ventilación se relaciona con el intercambio de gases a nivel pulmonar, en especial con la eliminación del dióxido de carbono (CO_2). Depende de parámetros como el volumen inspiratorio, la frecuencia respiratoria y la presión parcial de CO_2 (PCO_2). En cambio, la oxigenación hace referencia al proceso mediante el cual el oxígeno (O_2) se incorpora a la sangre, se une a la hemoglobina y, finalmente, llega a los tejidos y órganos. Está directamente influenciada por la fracción inspirada de oxígeno (FiO_2) y por la eficacia del transporte del O_2 en el organismo.

En ventilación mecánica, manejamos una serie de parámetros fundamentales:

FRECUENCIA RESPIRATORIA (FR)

Número de respiraciones por minuto que administra el ventilador al paciente. Se ajustará según la edad y el estado clínico del paciente. En condiciones basales 12-15 rpm.

Valores de referencia:

- Neonatos: 40–60 resp/min.

- Lactantes: 30–40 resp/min.

- Niños: 20–30 resp/min.

- Adultos: 12–20 resp/min. (frecuentemente se inicia entre 12–15 rpm)

VOLUMEN TIDAL (VT)

Volumen de aire en ml suministrado en cada inspiración. También denominado volumen corriente (VC) o volumen de una inspiración. En condiciones basales entre 6-7 mL/Kg de peso del paciente. A un paciente de 70 Kg le corresponderían aprox. 420 ml.

Volutrauma pulmonar

Asociado a estrés mecánico por aumento de volumen. Lesión pulmonar causada por la sobredistensión alveolar durante la ventilación mecánica, debido al uso de volúmenes corrientes elevados que superan la capacidad elástica del tejido pulmonar (elastancia).

Barotrauma pulmonar

Asociado a presiones altas. Se podría afirmar que el barotrauma pulmonar ocurre cuando las presiones aplicadas durante la ventilación mecánica exceden la capacidad de las estructuras pulmonares para soportarlas. Cuando se presente como neumotórax a tensión causa hipoventilación y compromete al estado hemodinámico del paciente. También puede ocasionar neumo-mediastino, enfisema subcutáneo y neumoperitoneo.

VOLUMEN MINUTO (Vm)

Es el volumen total de aire movilizado por el sistema respiratorio en un minuto. Se calcula multiplicando el volumen tidal por la frecuencia respiratoria.

Por ejemplo, un paciente de 70 Kg al que le corresponden 420 ml de volumen tidal, y a 12 respiraciones por minuto, tendrá un volumen minuto de 5040 ml (5 litros minuto).

VOLUMEN MINUTO = VOLUMEN TIDAL X
FRECUENCIA RESPIRATORIA

FRACCION INSPIRATORIA DE OXIGENO (FiO2)

La FiO_2 es el porcentaje de oxígeno en el volumen total de aire inspirado por un paciente. Es un parámetro clave en la oxigenoterapia y la ventilación mecánica, utilizado para ajustar la concentración de oxígeno según las necesidades clínicas. En el ambiente la FiO_2 es del 21% (0.21) en aire atmosférico al nivel del mar. Los ventiladores mecánicos permiten ajustar la FiO_2 entre 21% y 100% mediante mezcladores de aire y oxígeno. Los factores que influyen generalmente en la FiO_2 son el patrón respiratorio y el espacio muerto.

GASES EN EL AMBIENTE	% POR VOLUMEN
NITRÓGENO	78.084
OXÍGENO	**20.946**
ARGÓN	0.934
NEÓN	18.2×10^{-4}
HELIO	5.2×10^{-4}
CRIPTÓN	1.1×10^{-4}
HIDRÓGENO	5.0×10^{-5}
ÓXIDO NITROSO	3.0×10^{-5}
XENÓN	0.9×10^{-5}

ÍNDICE DE KIRBY (IK)

Mide la eficacia de la oxigenación en pacientes con insuficiencia respiratoria: síndrome de distrés respiratorio agudo (SDRA). También denominada popularmente "PaFi".

IK = PaO2 (mmHg) / FiO2 (fre. relativa)

En condiciones de normalidad debe de estar por encima de 300

Por ejemplo, un paciente con una PO2 de 95 mmHg y con una FiO2 ambiente tendrá un IK de 452.3

IK = 95/0.21 = 452.3

Índice de Kirby según el SDRA

Gravedad en el SDRA	PaO2 /FiO2
Leve	≤ 300
Moderado	≤ 200
Grave	≤ 100

PRESIÓN PICO

Corresponde a la máxima presión alcanzada durante la inspiración, especialmente en la vía respiratoria: tráquea, bronquios, bronquiolos. Refleja la resistencia en la vía aérea. Se controla para evitar el barotrauma (debe de ser <30-35 cm H_2O).

La presión pico en la modalidad de ventilación mecánica controlada por presión (VCP) es el resultado de sumar la presión inspiratoria (cambio de presión desde el final de la espiración hasta el final de la inspiración) a la PEEP (presión positiva al final de la espiración).

En ventilación mecánica controlada por presión, un aumento en la resistencia puede reducir el VT lo que podría llevar a hipoventilación.

PRESIÓN PLATEAU

También denominada presión meseta. Corresponde a la presión alveolar al final de la inspiración. Debe mantenerse <30 cm H_2O para evitar daño alveolar.

Refleja la presión alveolar durante una pausa inspiratoria, cuando el flujo de gas se detiene. Representa la presión necesaria para mantener los pulmones distendidos. Depende de la distensibilidad pulmonar (compliance) y la PEEP.

PRESIÓN PICO
Presión al final de la inspiración en vías
<30-35 cm H_2O
PRESIÓN PLATEAU
Presión al final de la inspiración en alvéolo
<30 cm H_2O

Generalmente el aumento de la presión en la vía aérea (VA) está relacionado con.

• Obstrucción de la VA: presencia de secreciones, broncoespasmo, cuerpo extraño, entre otros.

• Resistencia al flujo: mala sincronización VM, estrechamiento de la VA.

• Edema Agudo de Pulmón (EAP): insuficiencia cardíaca congestiva (ICC), lesión pulmonar aguda.

• Neumotórax.

• Compliance disminuida: frecuentemente asociada a SDRA.

• En la fibrosis pulmonar.

• VT por encima de las necesidades.

• PEEP: presión positiva al final de la espiración.

Realmente la presión meseta elevada está relacionada con una disminución de la compliance pulmonar y se asocia a EAP, neumonía, SDRA y neumotórax, entre otras situaciones. Cuando la diferencia pico-meseta es >5 cmH2O se asocia al aumento de la resistencia de la vía aérea. En ventilación controlada por volumen (VCV), la diferencia entre presión pico y presión meseta está determinada por la resistencia del sistema y el flujo inspiratorio: a mayor resistencia o flujo, mayor será esta diferencia.

A pesar de que ambas presiones son valoradas y registradas por el profesional de enfermería, ante un aumento de la presión pico, antes de informar al médico responsable del paciente, debemos de comprobar si existe alguna razón que la genere, por ejemplo, presencia de secreciones (aunque no se visualicen en el TET), si el tubo está acodado, o si se ha producido una intubación selectiva, es decir, que el distal del TET se ha introducido en el bronquio derecho (la anatomía bronquial a partir de la carina, facilitaría esta situación). Sin embargo, ante un aumento de la presión meseta/plateau, en la que el problema está en el parénquima pulmonar, debemos, no solo valorar y registrar este parámetro sino informar al médico responsable del paciente para que lo valore e instaure un tratamiento concreto. *Podríamos decir, que la presión pico es de la enfermera/o y la presión meseta/plateau del médico.*

La relación entre ambas es que la presión pico siempre es igual o mayor que la presión alveolar, y la diferencia entre ellas corresponde a la presión de resistencia de las vías aéreas. Un aumento de la presión pico sin cambios en la presión alveolar indica un incremento en la resistencia de las vías aéreas (por ejemplo, por secreciones, broncoespasmo o problemas en el tubo endotraqueal), mientras que un aumento simultáneo de ambas suele indicar una disminución de la distensibilidad pulmonar (como en edema pulmonar o fibrosis).

POSITIVE END-ESPIRATORY PRESSURE (PEEP)

Aplicación de una presión mayor que la fisiológica en los pulmones, con el objetivo de mejorar el intercambio de gases (O_2 y CO_2). Esta técnica previene el colapso alveolar (atelectasia). En Ventilación mecánica (VM) suele utilizarse entre 5 y 20 cmH_2O. Podemos hablar de dos tipos de PEEP: PEEP extrínseca, la aplicada por el ventilador mecánico, PEEP intrínseca o auto-PEEP, que ocurren debido a una exhalación incompleta, el volumen de aire que entra es mayor que el que sale. Se han evidenciado beneficios de la PEEP como la prevención del atelectrauma, la mejorar del intercambio de gases, aumentando el área funcional de la membrana alveolocapilar y apertura los alvéolos colapsados (reclutamiento alveolar). También se han evidenciado efectos colaterales de su utilización como la disminución del retorno venoso (precarga) al aumentar la presión intratorácica, lo que afecta también al gasto cardiaco. La presión excesiva puede causar barotrauma, dañando la estructura del parénquima pulmonar. Por último, la PEEP alta, especialmente por encima de 15 cmH$_2$O se ha correlacionado con un aumento de la presión intracraneal (PIC).

También se puede aplicar PEEP a través de un balón de reanimación (popularmente denominado Ambú ®) colocando la válvula de PEEP (+5, +10, +15, +20 cmH$_2$O), de cara a mantener una presión positiva y no colapsar el alvéolo cuando estamos ventilando con este dispositivo.

En las últimas recomendaciones de la ERC se recomienda ventilar con Ambú® con dos personas: una fijará la mascarilla a la cara del paciente y la segunda insuflará el volumen de aire. Antes ambas maniobras las realizaba una sólo persona.

FLUJO

Flujo inspiratorio (Peak Flow). Se define como la rapidez/velocidad o caudal de aire entregado en el VT: cantidad de gas que el ventilador mecánico aporta por unidad de tiempo. Se mide en litro/minuto.

Cálculo del flujo inspiratorio

Ventilación a volumen

Flujo=Volumen corriente (Vt) / Tiempo inspiratorio (Ti)

Ventilación a presión

El flujo depende de la resistencia de la vía aérea y de la presión aplicada

---

TIEMPO INSPIRATORIO (Ti)

Define la fase inspiratoria: tiempo de cada inspiración. En la práctica clínica, se ajustan el tiempo inspiratorio según la respuesta del paciente y la estrategia ventilatoria deseada: un tiempo inspiratorio más largo permite una inspiración más lenta y profunda, mientras que un tiempo inspiratorio más corto puede ser utilizado para respiraciones más rápidas y superficiales.

Si el flujo inspiratorio es tan alto que alcanza el volumen respiratorio ajustado antes de que transcurra el tiempo inspiratorio (Ti) habrá una pausa en la inspiración.

Tiempo inspiratorio = 60 / Frecuencia respiratoria

Ti = 1.7 segundos.

Resistencia "R"

Resistencia que ejerce el sistema hasta el final del TET "espacio muerto, tubuladuras, filtro, "agua retenida en el tubo corrugado", entre otros.

Así, la Resistencia = Presión / Volumen.

Relación entre presión y flujo

Presión = Resistencia x Volumen

Presión: diferencia de presión del sistema respiratorio
(en cm de H2O).

Resistencia: que ejerce el sistema respiratorio
(en cm de H2O).

Volumen: Flujo de aire (litros)

COMPLIANZA *"Csr"*

La complianza pulmonar o compliance pulmonar hace referencia a la distensibilidad o capacidad del pulmón para distenderse. Es definida como el cambio de volumen pulmonar por unidad de cambio de presión.

Complianza pulmonar

Csr = Cambio de volumen / Cambio de presión

Mide la distensibilidad pulmonar

Para que el gas insuflado llegue a los pulmones se debe aplicar una presión que venza la resistencia elástica a la expansión que ofrecen los pulmones y la pared torácica. Representa la facilidad con que los pulmones y la pared torácica se expanden durante la ventilación, siendo inversamente proporcional a la elastancia, que refleja la resistencia elástica a la distensión (retracción pulmonar). Por ejemplo, en el enfisema pulmonar existe una complianza elevada, sugiriendo pérdida de elasticidad pulmonar. En el EAP, fibrosis pulmonar, SDRA o atelectasias se relaciona con complianza reducida o rigidez pulmonar.

ELASTANCIA *"E"*

La Elastancia pulmonar hace referencia a la resistencia elástica del sistema respiratorio a la distensión durante la ventilación (retracción del pulmón). Es inversa a la complianza pulmonar.

Elastancia pulmonar

E = Cambio de presión / Cambio de volumen

Mide la rigidez del sistema respiratorio

E = (Pplateau - PEEP) / VT

Por ejemplo, nos encontraremos una elastancia elevada en la fibrosis pulmonar, el edema alveolar y en el SDRA. En el enfisema pulmonar donde la destrucción alveolar aumenta la distensibilidad, nos encontramos con una elastancia reducida.

TRIGGER

También sensibilidad de disparo y/o gatillo. Es un mecanismo, con distinto grado de sensibilidad que se activa para iniciar el flujo de gas inspiratorio, cuando el paciente realiza un intento de inspiración, el respirador lo detecta y acciona la inspiración: permite al paciente realizar respiraciones espontáneas estando en modo asistido/intermitente.

> ### TRIGGER
> Valor de referencia: 3-5 cm de H2O
> Si el paciente hace un esfuerzo bajo, no se dispara.
> Si el paciente hace un esfuerzo alto, el respirador puede disparar innecesariamente
> (el paciente no necesitaría trigger).

RELACIÓN I: E

La relación I: E (Inspiración: Espiración) y su configuración temporal son parámetros fundamentales en la ventilación mecánica, que determinan la sincronización del ciclo respiratorio y la distribución del flujo aéreo. Tiempo relativo entre las fases inspiratoria y espiratoria. De esta manera la espiración dura casi el doble que la inspiración. Normalmente ajustada a 1:1.7 (fisiológica).

HUMEDAD Y TEMPERATURA

La humidificación adecuada es un componente crítico en la VM para prevenir complicaciones respiratorias y garantizar la integridad de las vías aéreas. Los gases administrados durante la VM carecen de la temperatura y humedad proporcionadas naturalmente por la nasofaringe, lo que puede generar daños en el epitelio respiratorio. Los humidificadores pasivos, a través de filtros reciclan la humedad y el calor del aire exhalado. Los humidificadores activos calientan y humidifican el gas inspirado mediante sistemas de cascada o vaporizadores, manteniendo una humedad relativa del 44% y temperatura de 34-37°C. De esta manera se preserva la función mucociliar, se reduce la viscosidad del moco evitando la aparición de tapones, se reduce igualmente la incidencia de neumonía asociada a ventilación mecánica.

RAMPA

La rampa en ventilación mecánica, también conocida como rampa inspiratoria o "rise time" en inglés, se refiere al tiempo que tarda el ventilador en alcanzar la presión inspiratoria máxima programada desde el inicio de la inspiración. Este concepto es importante en los modos de ventilación controlados por presión. Se puede programar en algunos ventiladores mecánicos, generalmente en modos por presión. Unidades de medida: Puede expresarse en segundos o como un porcentaje del tiempo inspiratorio total.

OTROS PARÁMETROS DE INTERÉS

SPO2 (Oximetría de pulso o pulxi-oximetría)

Representa el % de hemoglobina saturada. Dentro de las hemoglobinas tenemos las funcionales, con capacidad para transportar oxígeno, como la Oxihemoglobina (O2Hb) y la Deoxihemoglobina / desoxihemoglobina (HHb). Las dishemoglobinas no transportan oxígeno, como por ejemplo la Carboxihemoglobina (COHb) que tiene una afinidad al grupo hemo 240 veces superior al O2, la Metahemoglobina (MetHb) y la SulfoHemoglobina (SHb).

• La **oxihemoglobina** tiene sus cuatro átomos de hierro en estado ferroso (Fe^{2+}), lo que permite la unión reversible de hasta cuatro moléculas de oxígeno.

• La **desoxihemoglobina** (o deoxihemoglobina) es la forma de la hemoglobina que ya ha cedido su oxígeno a los tejidos. Es hemoglobina reducida y no transporta oxígeno en ese momento.

Esta forma es la que predomina en la sangre venosa, que viene de los tejidos y va de regreso a los pulmones para reoxigenarse.

• La **carboxihemoglobina** transporta CO, desplazando al O2, y entrando en la célula, e inhibiendo las rutas metabólicas de O2. El CO desplazan al oxígeno debido a su alta afinidad por el grupo hemo

• La **metahemoglobina** es una forma de hemoglobina en la que el hierro de los grupos hemo está oxidado a estado férrico (Fe^{3+}), lo que impide la unión al oxígeno. Sustancias como los nitritos y la prilocaína pueden inducir su formación (metahemoglobinizantes). También puede presentarse de forma congénita por un déficit de la enzima metahemoglobina reductasa.

• La **sulfohemoglobina** es una forma anormal de hemoglobina en la que el azufre (S) se une de forma irreversible a la molécula de hemoglobina, impidiendo su capacidad de transporte de oxígeno. Puede producirse por exposición a ciertos compuestos sulfurosos como sulfonamidas, sumatriptán, nitratos y fenacetina, entre otros.

Hipoxemia e hipoxia

El concepto de hipoxemia se refiere a una presión parcial de oxígeno (PO_2) en sangre arterial por debajo de 80 mmHg, lo que indica que no llega suficiente oxígeno desde los pulmones a la circulación.

La hipoxia, en cambio, habla del destino del oxígeno: su llegada y aprovechamiento por las células. Puede haber hipoxia sin hipoxemia (por ejemplo, en intoxicaciones por monóxido de carbono, donde el O_2 no puede unirse a la hemoglobina). Hace referencia a la hipoxia celular o tisular.

Mecánica de la respiración

Fisiológicamente, la relación inspiración: espiración (I: E) suele ser 1:2 (realmente 1:1.7). Inspiramos de manera activa, con trabajo muscular; Espiramos de forma pasiva, dejando que el pulmón y la caja torácica se retraigan. En ventilación mecánica, modificar esta relación puede ayudar a reclutar alvéolos o mejorar el intercambio gaseoso, pero también alterar la hemodinamia del paciente.

El papel de la PEEP

La PEEP (Presión Positiva al Final de la Espiración) mantiene una cantidad mínima de aire dentro del pulmón al final del ciclo respiratorio. Esa presión evita el colapso de las vías aéreas y los alvéolos, especialmente en pacientes con atelectasias, broncoespasmo o exceso de secreciones. Es como dejar una luz encendida en una habitación oscura: evita que todo quede en silencio y vacío.

Una PEEP adecuada mejora la oxigenación, pero mal ajustada puede generar sobre distensión pulmonar o disminuir el retorno venoso al corazón. Cada ajuste de este parámetro es una decisión delicada, casi artesanal.

El Trigger: sensibilidad y sincronía

El Trigger —también llamado sensibilidad de disparo— permite que el ventilador detecte cuándo el paciente realiza un intento inspiratorio para ofrecerle ayuda. Si es demasiado sensible, el respirador puede "auto dispararse" por vibraciones o fugas; si lo está poco, el paciente se fatiga sin lograr activar la asistencia. Encontrar ese punto exacto entre máquina y cuerpo es como afinar un instrumento.

Modos de Ventilación

La ventilación mecánica puede ser invasiva (con intubación endotraqueal) o no invasiva (mediante mascarilla). En ambos, el objetivo es el mismo: asegurar un intercambio gaseoso adecuado sin dañar el pulmón ni perder la sincronía con el paciente.

Los modos ventilatorios se agrupan según quién lidera el esfuerzo:

- Espontáneo: el paciente respira por sí solo.

- Controlado: el ventilador impone ritmo y volumen.

- Asistido: el paciente inicia la respiración y el respirador la complementaria.

- Mixto: una combinación de los anteriores; Si el paciente deja de respirar, el ventilador asumirá el control.

Modos Totales

- Control de volumen (VCV): se programa un volumen fijo a una frecuencia determinada. Es útil cuando se desconoce la mecánica pulmonar, aunque conviene vigilar la presión pico y la meseta. Suele emplearse en pacientes adultos sedados y adaptados a la máquina.

- Control de presión (PCV): se fija una presión determinada. El volumen administrado varía según la distensibilidad pulmonar; por eso se usa más en neonatos o niños, donde es importante limitar la presión máxima.

Modos Parciales

- SIMV (Ventilación Mandatoria Intermitente Sincronizada): combina respiraciones asistidas y espontáneas, evitando que ambas coincidan.

- Presión Soporte (PS): la máquina aporta un plus de presión (IPAP) durante la inspiración y mantiene otra menor (EPAP) en la espiración. El esfuerzo principal sigue siendo del paciente.

$$PS = IPAP - EPAP$$
$$BIPAP$$

• CPAP: presión positiva continua a lo largo de todo el ciclo respiratorio; se usa con frecuencia en pacientes en destete o en apnea del sueño.

Extubación y Destete

No es lo mismo extubar que destetar. La extubación es el acto técnico de retirar el tubo endotraqueal (TET). El destete, en cambio, es un proceso progresivo mediante el cual reducimos el soporte ventilatorio mientras el paciente recupera su fuerza y autonomía respiratoria. Ambos procedimientos forman parte esencial de nuestra enfermera laboral, siempre bajo indicación y colaboración médica.

Kate ya estaba en modalidad asistida-controlada (VMC-A). El ventilador le ofrece un volumen tidal y una frecuencia a establecida, pero si ella intentaba respirar por sí misma, el respirador se lo permitía. De vez en cuando lo hacía: pequeñas inspiraciones propias que marcaban esperanza.

Cada respiración espontánea era una victoria silenciosa. Oír el flujo de aire moverse por el respirador era casi como escuchar un diálogo: la máquina acompañando, ella respondiendo.

—Vamos, Kate… un poco más —susurré, observando el monitor.

La idea de quitarle el tubo endotraqueal y escuchar su voz se había convertido en una meta y un símbolo. Era más que un paso clínico: era el regreso a la vida, al lenguaje, al sonido humano después del silencio mecánico.

CAPÍTULO VIII

DEPURAR

El silencio del box solo se rompía por el murmullo constante de la bomba de infusión y el tintineo lejano de las alarmas del monitor. En cuidados críticos, el tiempo adquiere otro ritmo. A veces la vida se mide en mililitros, otras, en gotas que caen lentamente por un equipo de gotero. Y otras, en orina: ese líquido dorado que, más allá de su aparente sencillez, refleja la compleja danza de los riñones.

Los riñones son, sin duda, guardianes silenciosos del equilibrio interno. Su trabajo va mucho más allá de "filtrar" o "depurar". Son los grandes reguladores de la constancia del medio interno —la homeostasis—, ese delicado equilibrio que permite que todas las reacciones bioquímicas del cuerpo se desarrollen en armonía.

Cada día, nuestros riñones filtran entre 150 y 180 litros de plasma. De esa inmensa cantidad, apenas uno o dos litros se transforman en orina. El resto es reabsorbido gracias a la acción precisa de múltiples mecanismos hormonales. La vasopresina (u hormona antidiurética), liberada por la neurohipófisis, regula la retención de agua en los túbulos renales, mientras que el sodio actúa como protagonista del equilibrio osmótico, guiando la dirección del agua y del volumen plasmático.

Las tres grandes funciones del riñón

Podríamos definir la labor renal en tres grandes pilares:

• Excreción: eliminación de residuos nitrogenados como la urea y la creatinina, productos del metabolismo proteico.

• Homeostasis: mantenimiento del equilibrio hídrico, electrolítico (Na^+, K^+, Cl^-, Ca^{2+}) y ácido-base (control del pH mediante la excreción de H^+ y la reabsorción de HCO_3^-).

• Regulación de la tensión arterial: mediante el sistema renina-angiotensina-aldosterona (RAAS), que ajusta el volumen circulante y la resistencia vascular.

Un desequilibrio en cualquiera de estas funciones puede desencadenar una cascada de alteraciones metabólicas y hemodinámicas que pongan en riesgo la vida. La elevación de urea y creatinina es uno de los primeros signos de alarma; son los rastros bioquímicos de un riñón que empieza a fallar.

Kate y la diuresis: señales de control

Kate mantenía una buena diuresis. Su cuerpo producía alrededor de 1 ml/kg/h, lo que, para una mujer de 65 kg, equivalía a unos 65 ml de orina por hora. Un dato aparentemente simple, pero que en una Unidad de Cuidados Intensivos tiene el valor de un signo vital.

El riñón es un órgano dependiente de la presión: si el flujo sanguíneo renal disminuye, también lo hará la filtración glomerular. Por eso, la tensión arterial adecuada es condición esencial para conservar la función renal. En el caso de Kate, su tensión y su volumen circulante eran óptimos; el riñón recibía lo que necesitaba.

De no haber sido así, habríamos tenido que recurrir a una terapia de depuración extrarrenal, una extensión artificial del sistema renal que sustituye —temporalmente— su capacidad de filtración.

Tipos de depuración extrarrenal continua

Las terapias continuas se utilizan en pacientes críticos inestables, en los que una hemodiálisis convencional podría provocar hipotensión o desajustes bruscos del medio interno. Cada técnica tiene su especificidad y su indicación:

• CVVHDF **(Hemodiafiltración Veno-Venosa Continua)**: combina las dos formas de depuración —difusión y convección—. Se utiliza especialmente en sobrecarga hídrica y acumulación de tóxicos.

• CVVHD **(Hemodiálisis Veno-Venosa Continua):** filtra moléculas pequeñas como urea y creatinina mediante un gradiente de concentración. Indicada principalmente en el fracaso renal agudo.

• CVVH **(Hemofiltración Veno-Venosa Continua)**: utiliza el principio de convección para eliminar líquidos y solutos medianos; Útil en sepsis, grandes quemados o hiperpotasemia severa.

• SCUF **(Ultrafiltración Continua Lenta)**: genera una ultrafiltración lenta para retirar el exceso de volumen en pacientes con insuficiencia cardíaca congestiva refractaria al tratamiento diurético.

• TPE **(Therapeutic Plasma Exchange)** o TRP **(Terapia de Recambio Plasmático)**: técnica centrada en el intercambio de plasma completo, útil en trastornos inmunológicos.

Aféresis terapéutica y TRP

La aféresis terapéutica agrupa un conjunto de procedimientos en los que la sangre del paciente circula por un circuito extracorpóreo.

Allí, se separan sus componentes con el fin de eliminar sustancias dañinas: anticuerpos, inmunocomplejos, mediadores inflamatorios o toxinas endógenas.

Se utiliza en enfermedades autoinmunes —como la Miastenia Gravis, el Síndrome de Guillain-Barré o algunas vasculitis—, donde el sistema inmunológico se convierte en enemigo.

La diferencia entre Plasmaféresis y Terapia de Recambio Plasmático (TRP) es fundamental: la primera implica la extracción de una pequeña parte del plasma sin reposición significativa, como ocurre en la donación de plasma; la segunda sustituye un volumen importante por plasma fresco congelado o soluciones sustitutivas.

Anticoagulación del sistema

Para que el circuito extracorpóreo funcione correctamente, la sangre no debe coagularse. Por ello, se utiliza heparina sódica o, en algunos casos, citrato de sodio. Este último tiene la ventaja de actuar localmente y reducir el riesgo de sangrado sistémico, aunque requiere vigilancia estrecha de los niveles de calcio.

Las dosis de heparina deben ser precisas: demasiadas pueden provocar hemorragias; muy poca, la coagulación del filtro. Por eso, se monitoriza el TTPA (Tiempo de Tromboplastina Parcial Activad) y se dispone del antídoto de la heparina: sulfato de protamina, siempre preparado en nuestra bandeja de emergencias.

¡El calcio es un factor de coagulación (Factor IV)!

• El calcio (Ca^{++}) es esencial como cofactor en múltiples reacciones que activan varios factores proteicos durante la formación del coágulo.

• Permite la correcta activación de factores como II,

> VII, IX y X, facilitando la conversión de fibrinógeno en fibrina y la estabilización del coágulo.
>
> • La ausencia o quelación del calcio impide la coagulación, razón por la cual se utiliza citrato para evitar la formación de coágulos en muestras de sangre.

La quelación es una reacción química mediante la cual ciertas moléculas, llamadas agentes quelantes, se unen a iones metálicos (como calcio, cobre, hierro o plomo), formando complejos solubles conocidos como quelatos, que pueden ser eliminados por el organismo

Cuidados enfermeros durante la depuración

Nuestro trabajo junto al paciente en depuración continua combina la ciencia de la precisión con el arte de la observación. Cada parámetro, cada ruido del monitor y cada gota del circuito son importantes.

Algunos puntos críticos del cuidado enfermero incluyen:

• Evitar acodamientos en las tubuladuras del circuito. Un simple pliegue puede elevar la presión y detener el sistema. Las zonas más vulnerables suelen ser las cercanas al catéter (yugular, subclavia o femoral).

• Control de alarmas de presión: una señal de alta presión puede indicar un acodamiento, un coágulo o un problema de retorno. Hay que actuar rápido para evitar que la sangre del sistema se coagule.

• Prevención de embolia gaseosa: llenado correcto del "atrapa burbujas" y vigilancia de las conexiones.

- Control del retorno sanguíneo: el procedimiento debe realizarse según el protocolo del fabricante para evitar pérdidas sanguíneas o alteraciones hemodinámicas.

- Vigilancia de zonas de punción: las hemorragias ocultas son frecuentes; Los apósitos transparentes permiten una visualización continua.

- Coagulación del circuito: se recomienda cambiar el filtro cada 24 horas y mantener una monitorización constante del flujo y del color del sistema.

- Hemólisis: puede producirse por presión excesiva de los rodillos o pinzamiento del circuito; se manifiesta con orina oscura y aumento de potasio.

Hemoglobinuria

"orina oscura"

Se produce por destrucción de eritrocitos por hemólisis, fragmentos de hemoglobina (eritrocitos) que aparece en la orina.

Se diferencia de la **hematuria** en que la hemoglobina (eritrocitos) que aparece en la orina está integra, y esta es de color rojo "**orina roja**"

Todo este proceso se acompaña de una rigurosa vigilancia clínica: toma de constantes vitales (FC, TA, PAM, T a), control de balance hídrico —que puede ser negativo, neutro o positivo, según indicación médica— y evaluación continua del nivel de conciencia y perfusión del paciente.

La depuración como metáfora

A veces pensaba que la depuración era algo más que un proceso biofísico. Cuando observaba el lento fluir rojizo del circuito de Kate, me daba la sensación de que su cuerpo, como su vida, estaba purificándose poco a poco. Cada molécula de urea que se iba, cada ion que salía del dializador, eran también rastros de una batalla interna: contra la enfermedad, contra el colapso, contra el tiempo.

La máquina no solo filtraba sangre. Filtraba esperanza.

CAPÍTULO IX

RECOMPONER

Cuando un cuerpo se rompe, a veces también lo hace el tiempo. Todo ocurre en segundos, pero las consecuencias pueden durar semanas o vidas enteras. En la UCI, recomponer no significa solo reparar huesos o suturar heridas: significa reunir las piezas dispersas de un ser humano, física y emocionalmente.

El politraumatismo es el término que aplicamos a todo paciente con múltiples lesiones traumáticas ocasionadas por un mismo evento —un accidente de tráfico, una caída de altura (precipitado), una agresión o una explosión— en el que al menos una de las lesiones representa un riesgo vital. Es un estado donde cada sistema orgánico puede comprometer a los demás, y donde cada minuto cuenta.

Los tres tiempos de la muerte traumática

En el paciente politraumatizado, las muertes pueden agruparse en tres momentos:

- Inmediata: ocurre en el lugar del accidente. Suele deberse a lesiones catastróficas en órganos vitales como el encéfalo, el corazón o la arteria aorta. La asistencia sanitaria no llega a tiempo para revertirlas.

- Precoz: sucede en las primeras horas o días, y en ella radica el concepto de la "hora dorada": el breve lapso en el que una atención rápida y efectiva puede marcar la diferencia entre la vida y la muerte. Aquí se engloban causas como la obstrucción de la vía aérea (OVACE), el neumotórax a tensión, el shock hipovolémico o las hemorragias internas.

- Tardía: aparece días o semanas después, asociada generalmente al fallo multiorgánico o shock séptico, consecuencia de la respuesta inflamatoria sistémica y de las complicaciones infecciosas.

La "hora dorada" es el período crítico de los primeros 60 minutos tras una lesión traumática o evento sanitario urgente durante el cual una intervención sanitaria rápida y adecuada aumenta significativamente la probabilidad de supervivencia y minimiza daños irreversibles.

Las 4H y las 4T: causas reversibles de parada y compromiso vital

Según las normas del Consejo Europeo de Resucitación (ERC), existen ocho causas potencialmente reversibles de paro o deterioro crítico, conocidas como las 4H y las 4T. Identificarlas a tiempo puede salvar una vida.

4H

- Hipoxia: por obstrucción de la vía aérea, apnea o alteraciones del intercambio gaseoso. La prioridad es asegurar la oxigenación inmediata.

• Hipo/Hiperpotasemia: los desequilibrios de potasio alteran la conducción eléctrica del corazón, pudiendo generar arritmias severas.

• Hipo/Hipertermia: la temperatura corporal influye en todas las funciones fisiológicas; la hipotermia agrava la coagulación y el metabolismo celular.

• Hipovolemia: pérdida masiva de sangre o líquidos que reduce el volumen circulante efectivo y desencadena shock.

4T

• Tensión (Neumotórax a tensión): entrada de aire al espacio pleural que comprime el pulmón y desplaza el mediastino, impidiendo el retorno venoso.

• Taponamiento cardíaco: acumulación de líquido o sangre en el saco pericárdico que impide la expansión normal del corazón.

• Trombosis: ya sea coronaria (infarto agudo de miocardio) o pulmonar (embolia pulmonar), ambas interrumpen el flujo sanguíneo vital.

• Tóxicos: intoxicaciones o envenenamientos que alteran la función celular y hemodinámica.

Estos factores son reversibles si se detectan y tratan con rapidez. La vigilancia continua y el razonamiento clínico inmediato son herramientas tan importantes como cualquier medicamento o técnica avanzada.

Signos clínicos clave en el trauma

La ingurgitación yugular es un signo que puede revelar una obstrucción al retorno venoso. En el contexto del politraumatismo, debemos hacernos pensar en un neumotórax a tensión o un taponamiento cardíaco, ambos potencialmente letales.

El volet costal o tórax inestable representa una fractura múltiple de costillas consecutivas, en al menos dos puntos, que genera un movimiento asimétrico entre ambos hemitórax: mientras uno se expande, el otro se hunde. Este fenómeno, conocido como respiración paradójica, compromete gravemente la ventilación y requiere control del dolor, estabilización torácica y, en muchos casos, ventilación mecánica.

En la valoración inicial, cada signo es una pista. La presencia de pulsos distales se correlaciona con una tensión arterial efectiva. Si el pulso pedio o poplíteo es palpable, el paciente mantiene cierta perfusión periférica. Si desaparece, el compromiso circulatorio es crítico. Además, la calidad del pulso orienta al personal: un pulso saltón puede asociarse a hipertensión o fiebre, mientras que uno filiforme indica shock e hipoperfusión.

Es esencial diferenciar entre frecuencia cardíaca (FC) y pulso:

• **La frecuencia cardiaca** mide el número de latidos por minuto.

• El **pulso** evalúa la "presencia" palpable de esos latidos, su presencia (presente no presente), intensidad (saltón o filiforme) y ritmo (regular o irregular).

La discrepancia entre ambas (por ejemplo, un pulso irregular con FC normal) puede revelar arritmias o pérdida de volumen circulante.

Hemorragia oculta: el enemigo interno

No todas las lesiones son visibles. Una lesión de fémur, por ejemplo, puede esconder una pérdida de hasta un litro y medio de sangre. El paciente muestra acortamiento del miembro afectado y desviación del pie hacia la línea media, consecuencia de la retracción de los músculos del muslo. Si no se controla pronto, puede desencadenar un shock hipovolémico. El tratamiento incluye inmovilización, reposición de fluidos, control analgésico y, en última instancia, cirugía.

En politraumatizados, cualquier cambio mínimo en el color de la piel, el llenado capilar o la conciencia puede ser el primer signo de deterioro sistémico. La observación enfermera, atenta y constante, se convierte en la primera línea de defensa.

El arte de recomponer

El trabajo con un paciente traumatizado es, en esencia, una reconstrucción. No solo del cuerpo, sino de la historia interrumpida por el accidente. Mientras estabilizamos fracturas, controlamos hemorragias, vigilamos drenajes o ajustamos ventiladores, también cuidamos de la dignidad que sigue latiendo bajo la piel amoratada.

Kate estaba mejor; las heridas cerraban, el respirador funcionaba en modo asistido, y su color rosado hablaba de oxigenación y esperanza. Cada curación, cada monitorización, cada gesto para mantener su alineación corporal era parte del proceso de recomponerla.

En la unidad, se aprende que recomponer un cuerpo es también recomponer una vida. Porque en el fondo, cada intervención —por técnica o mecánica que sea— es un acto profundo de restauración humana.

CAPÍTULO X

PENSAR

Siempre pienso, siempre.

El pensamiento es la herramienta invisible de la enfermería crítica. Entre alarmas, gases arteriales y protocolos, pensar es lo que nos mantiene atentos, humanos y lúcidos. *Es la frontera silenciosa entre el automatismo y el cuidado consciente.*

"En mi tiempo de descanso, también pensaba en Kate; es difícil desconectar de ciertos pacientes".

La mente no se apaga con el turno. A veces, los pacientes se quedan contigo: en el café de media mañana, en el silencio del ascensor, incluso en los sueños. Pensar es parte del oficio, pero también su peso.

Aprender para cuidar

Mientras descansaba, vi un cartel que anunciaba un curso sobre el Código ICTUS. Era mi día libre, pero la curiosidad —esa compañera inagotable del cuidado— me empujó a ir.

La formación continua es una de las columnas de nuestra profesión: la enfermería no es estática, es una ciencia dinámica, en constante revisión. Lo que ayer era protocolo, hoy es observación crítica, y mañana será innovación.

El Código ICTUS es uno de esos ejemplos claros donde la rapidez y el conocimiento marcan el pronóstico. Con una sola manifestación de entre estos tres: disartria (dificultad para articular palabras), asimetría facial (los dos lados del rostro no muestran equilibrio) o pérdida mínima de fuerza en un miembro (paresia), debe activarse el protocolo. Una sola señal puede representar una probabilidad del 75% de que se trate de un ictus; con dos manifestaciones, supera el 85%.

El tiempo es cerebro, literalmente. La administración precoz de un fibrinolítico en un ictus isquémico puede restituir el flujo sanguíneo cerebral y evitar secuelas permanentes. De ahí la importancia de reconocer los signos y actuar en minutos, no en horas.

ICTUS: dos caras de una misma urgencia

El ictus isquémico, que representa alrededor del 80% de los casos, se produce por la obstrucción de una arteria cerebral. Entre sus principales factores de riesgo destacan la hipercolesterolemia, la diabetes, el sedentarismo, el tabaquismo y la hipertensión arterial crónica.

El ictus hemorrágico, mucho menos frecuente pero más devastador, suele originarse por la rotura de un aneurisma o una malformación arteriovenosa. La hipertensión arterial sostenida debilita las paredes vasculares y favorece la rotura.

El lugar más vulnerable es el polígono de Willis, una red vascular en la base del cerebro donde se concentran múltiples bifurcaciones. Allí nace la arteria cerebral media izquierda, que irriga regiones esenciales: el área motora y el área del lenguaje (Broca y Wernicke). Una lesión en esta zona puede producir afasia (incapacidad para comunicarse correctamente mediante el habla, la escritura, la lectura y la comprensión del lenguaje) o hemiparesia derecha (debilidad muscular parcial o disminución de la fuerza en un solo lado del cuerpo, afectando el brazo, la pierna, el rostro o todos ellos), afectando la palabra y la acción, los dos instrumentos más humanos.

Concepto de decusación

Fenómeno por el cual las fibras nerviosas o tractos cruzan de un lado del sistema nervioso central al otro, permitiendo que cada hemisferio cerebral procese información y controle el lado opuesto del cuerpo.

La parte derecha del encéfalo controla la parte izquierda del cuerpo, y la parte izquierda del encéfalo controla la parte derecha del cuerpo; por tanto, un traumatismo en el lado derecho del encéfalo ocasionaría paresia (debilidad y falta de sensibilidad) y plejía (falta de movimiento) en el hemicuerpo izquierdo, mientras que un traumatismo en el lado izquierdo causaría paresia y plejía en el hemicuerpo derecho. Además, dado que las áreas del lenguaje se encuentran en el hemisferio cerebral izquierdo, un traumatismo en esta zona podría producir afasia, ya sea de Broca, localizada en el lóbulo frontal izquierdo y caracterizada por dificultad en la articulación de las palabras, o de Wernicke, en la cisura temporoparietal izquierda, causando dificultad para la comprensión del lenguaje. El "cruce" del área piramidal, que se refiere a la decusación de las fibras nerviosas de la vía corticoespinal en el bulbo raquídeo, es un fenómeno anatómico fundamental del sistema piramidal, el cual controla los movimientos voluntarios finos; alrededor del 80-90% de estas fibras cruzan a la médula espinal contralateral, formando el tracto corticoespinal lateral, lo que explica que una lesión cerebral afecte al lado contrario del cuerpo con hemiparesia o hemiplejía contralateral. La decusación piramidal es clave para entender la localización de signos motores y es la base fisiológica de muchas patologías neurológicas focales, mientras que el tracto corticoespinal anterior, que no cruza, controla principalmente los músculos del tronco y hombros.

El tratamiento de los aneurismas combina precisión quirúrgica y tecnología radiológica:

• Clipaje: se accede mediante una craneotomía y se coloca un clip metálico que ocluye el cuello del aneurisma.

• Embolización: una técnica menos invasiva donde se introducen bobinas de platino por vía endovascular induce la coagulación y aíslan el aneurisma.

Ambas buscan el mismo fin: evitar una nueva hemorragia y preservar el tejido cerebral viable.

Siempre pienso, siempre.

Cuidar también es pensar(se)

Después del curso, me senté en el comedor con una pieza de fruta. Antes, habría elegido bollería o algo frito, pero los años y las guardias enseñan. Los excesos alimentarios dañan silenciosamente, como la grasa que tapiza las arterias.

El colesterol total es la suma de tres fracciones: HDL, LDL y VLDL. Las dos últimas, especialmente el VLDL, son las que "forran" las arterias, reduciendo su calibre y predisponiendo a la isquemia y a la trombosis.

Comer fruta, en cambio, libera fructosa, cuyo metabolismo es más lento y no genera picos bruscos de glucosa. La prevención empieza en la bandeja del comedor del hospital.

Mientras pensaba en eso, recordé un artículo de PubMed® que había consultado para mi Trabajo de Fin de Grado. Decía que la hiperglucemia en pacientes con traumatismo craneoencefálico (TCE) es un factor de mal pronóstico. La glucosa, sin oxígeno suficiente, se metaboliza de forma anaeróbica, generando ácido láctico, un metabolito que agrava la lesión neuronal y promueve la necrosis tisular.

Por eso —aunque no sean diabéticos— es crucial controlar la glucemia y administrar insulina cuando sea necesario, evitando sueros glucosados salvo estricta indicación. Los sueros glucosados al 5%, aunque hipertónicos en origen, se comportan como hipotónicos una vez metabolizada su glucosa, lo que puede aumentar el edema cerebral.

Pensar entre tubos y monitores

A veces, de tanto pensar, no reconozco mi propio cuerpo.

Por un momento me asusta la idea de una asomatognosia, esa pérdida de la conciencia del propio esquema corporal, tan frecuente en lesiones del hemisferio no dominante (derecho). Pero no: estoy bien, solo cansada.

Kate siguió en su evolución. Me tocaba controlarle la glucemia capilar y la temperatura. Los pacientes con dispositivos invasivos suelen tener siempre unas décimas de fiebre: pequeños avisos de un organismo que lucha entre el rechazo y la tolerancia a tanto cuerpo extraño.

Tenía también un control de gases arteriales a las 18:00:

pH, PO_2, PCO_2, SaO_2, HCO_3^-, BE.

Los valores de PCO_2 oscilan entre 35 y 45 mmHg. Por encima de 45 (hipercapnia), se produce vasodilatación cerebral y aumento de la presión intracraneal (PIC); por debajo de 20, ocurre vasoconstricción, que reduce el flujo cerebral y puede inducir isquemia. En neuro críticos, tan peligrosa es la ventilación excesiva como la hipoventilación.

Durante los primeros días que atendí a Kate realicé controles del nivel de conciencia cada 30 minutos, junto al registro del test de Glasgow, una herramienta tan simple como vital. Evalúa tres respuestas: ocular, verbal y motora, con evaluación que van de 3 a 15.

Un resultado igual o menor a 8 implica coma, y en ese contexto cada punto ganado es una celebración silenciosa. Siempre se valorará la mejor respuesta obtenida.

Pupilas: el espejo del cerebro

"Valorar las pupilas de Kate era fácil, muy fácil —era mi tarea preferida; a veces pensaba que me veía—."

Las pupilas son espejos exactos del equilibrio neurológico. Si son iguales, decimos que son isocóricas; si difieren en tamaño, anisocóricas; y cuando adoptan formas irregulares, discoricas.

Las mióticas se estrechan —hay que poner "morritos" al nombrarlas—, mientras que las midriáticas se dilatan —la boca se abre al decirlo—. Entre unas y otras están las medias, como el punto intermedio entre calma y alerta.

Recuerdo un paciente con intoxicación por heroína: pupilas puntiformes, menores de 1 mm, casi sin respuesta a la luz. La foto reactividad —esa contracción refleja ante el estímulo luminoso— es el signo más puro de comunicación entre la luz y el cerebro.

Me acerqué a Kate y anoté:

Pupilas 3/3 mm, isocóricas, +/+ foto reactivas.

Y verdes, pero eso, claro, no lo escribí en la gráfica.

CAPÍTULO XI
CALOR Y FRÍO

El contraste entre el calor y el frío en la UCI no solo se mide en grados centígrados. Está en las manos que sostienen, en los cuerpos que fluctúan entre la vida y la ausencia, en la temperatura de la piel que cambia con el curso de los acontecimientos. Todo es un equilibrio delicado entre el calor de la vida y el frío del entorno clínico que intenta preservarla.

Acababan de dar el alta a planta al otro paciente que tenía a mi cargo. Me alegré sinceramente, pero en el fondo pensaba en Kate. Quería que también llegara su momento, que todas esas líneas, tubos y sensores dejaran de invadir su cuerpo. Porque, aunque nos acostumbremos al lenguaje de lo invasivo, sabemos que *cada día conectado es una frontera que desgasta.*

Y fue justo entonces cuando ingresó una paciente nueva: una joven de 22 años, embarazada, rescatada del mar. A menudo en UCI nos llegan historias que parecen imposibles, pero esta era diferente. En la cama, ya consciente, acariciaba su abdomen mientras los monitores dibujaban una sinfonía estable. La imagen era pura vida, un renacer.

La historia de un rescate improbable

Dos semanas antes, esa misma mujer había estado sumergida bajo el agua fría del Mediterráneo. Una ola súbita la arrastró unos 50 metros mar adentro. No podía hacer pie, el pánico la envolvió, y su cuerpo empezó a perder fuerza. En cuestión de segundos, la hipoxia comenzó a sellar su destino.

Allí, en esa arena que tantas veces se pisa sin pensar, el azar quiso cruzar su camino con dos enfermeras recién graduadas de la Universidad Europea de Valencia. Habían terminado el grado hacía apenas un año, pero la firmeza profesional no dependía del tiempo, sino del conocimiento y la ética que lo habita. Cuando la sacaron del agua, estaba inconsciente, pálida, sin respiración aparente.

Comenzaron la reanimación cardiopulmonar (RCP) sin dudar. Colocaron a la mujer en decúbito lateral izquierdo, una maniobra inteligente en embarazadas, para evitar la compresión de la vena cava inferior por el útero gestante. Así se garantiza un mejor retorno venoso y una perfusión más eficaz durante el masaje cardíaco externo (MCE).

No pasaron muchos segundos antes de que ocurriera el milagro: la joven inspiró, tosió y expulsó una pequeña cantidad de agua. Había regresado.

Ahogamiento seco: el reflejo protector

Se parecía que era un "ahogamiento seco". En estos casos, apenas entra agua en los pulmones porque se produce un reflejo de broncoespasmo que bloquea el paso del líquido a las vías aéreas inferiores.

Este reflejo, paradójicamente, protege la función pulmonar y mejora el pronóstico neurológico.

En los "ahogamientos húmedos", el agua inunda los alvéolos, desplazando el aire e interfiriéndose en el intercambio gaseoso, lo que lleva a hipoxemia severa, acidosis y paro cardiorrespiratorio. Pero el ahogado seco, si es rescatado pronto, puede sobrevivir con mínima afectación respiratoria.

El agua fría del otoño, además, fue su aliada. Indujo una hipotermia súbita, que actuó como neuro protección. La disminución de la temperatura corporal ralentiza el metabolismo cerebral y reduce la demanda de oxígeno, ofreciendo tiempo —ese bien tan escaso en urgencias— para revertir el daño.

Sin embargo, en las últimas normas de la ERC se cita que no hay apenas diferencia entre la normo termia y la hipotermia, en el "Ensayo TTM2" con una muestra de 1861 sujetos se evidenció que no hay diferencia estadísticamente significativa en la mortalidad entre la hipotermia y la normo termia (50 % frente a 48 %), pero hay mayores tasas de arritmia con el enfriamiento (24 % frente a 17 %).

La fisiología del frío protector.

El reflejo de inmersión es un vestigio biológico que compartimos con algunos mamíferos marinos. Se activa cuando la cara entra en contacto con agua fría y provoca bradicardia, vasoconstricción periférica y desvío del flujo sanguíneo hacia los órganos vitales (corazón, cerebro y placenta, en este caso).

En una mujer embarazada, este mecanismo protege también al feto, priorizando la oxigenación de las áreas más sensibles a la hipoxia. Así, lo que en apariencia fue tragedia —una caída al mar— se convirtió en paradoja terapéutica: el frío que paraliza acabó salvando.

La lógica del calor posterior

Una vez resuelta la emergencia, comenzó el proceso inverso: devolver el calor al cuerpo sin precipitarse. La recalentación es una maniobra que debe hacerse gradualmente, para evitar la vasodilatación brusca que podría desencadenar un colapso circulatorio. Se utilizan mantas térmicas, aire caliente forzado y, en algunos casos, fluidoterapia templada. En la UCI cuando un paciente viene de quirófano utilizamos estos dispositivos para aumentar gradualmente la temperatura, ya que viene con hipotermia tras la intervención. El control de la temperatura es vital.

La temperatura, más que un número, es un lenguaje. Un cuerpo frío no siempre está muerto; un cuerpo caliente no siempre está a salvo.

Cuidar lo invisible

La mujer se quedó dormida mientras yo revisaba el monitor. El trazado era rítmico, sereno, con pulsos regulares y saturación perfecta. Por un instante se me olvidó el ruido constante del respirador de Kate, y sentí, en aquel box compartido, dos historias que se contraponían: una que se apagaba lentamente y otra que acababa de volver a encenderse.

El calor y el frío no eran solo estados físicos, sino metáforas de la existencia en cuidados críticos.

Y comprendí, una vez más, que nuestra tarea no siempre es vencer a la muerte, sino acompañar la vida mientras decide quedarse.

CAPÍTULO XII

DROGAS

Fármacos en críticos: adrenalina, atropina, amiodarona, lidocaína, adenosina, oxigeno, bicarbonato sódico, dopamina, flumazenilo, naloxona, heparina sódica, sulfato de magnesio, cloruro potásico, midazolam, cloruro mórfico, fentanilo, y furosemida, entre otros.

Voy a repasarme los que he visto hasta ahora:

- **Adrenalina (epinefrina)**

Una ampolla equivale a 1 ml, correspondiente a 1 mg de fármaco. Se trata de un agente vasoconstrictor y un agonista adrenérgico alfa y beta, con efectos tanto a nivel vascular como respiratorio.

La adrenalina actúa de forma inmediata tras su administración, sin necesidad de alcanzar directamente el corazón para ejercer su efecto, por lo que resulta impreciso afirmar que "debe llegar al corazón" para funcionar. Este es un concepto erróneo o un mito clínico.

Aunque su acción principal es la vasoconstricción a través de la estimulación alfa-adrenérgica, en el pulmón ejerce el efecto opuesto: broncodilatación, mediada por los receptores beta-2. Esta doble acción explica su uso en el shock anafiláctico, en el que contribuye simultáneamente a elevar la tensión arterial y mejorar la ventilación pulmonar.

• **Atropina**

Una ampolla equivale a 1 ml, correspondiente a 1 mg de principio activo. Es un fármaco anticolinérgico, es decir, actúa como antagonista del sistema nervioso parasimpático, cuyo principal neurotransmisor es la acetilcolina. En términos fisiológicos, la atropina bloquea la acción parasimpática, evitando que esto produzca una ralentización del ritmo cardíaco.

Su uso está indicado en casos de bradicardia sintomática, donde se busca aumentar la frecuencia cardíaca mediante la inhibición del tono vagal. En cambio, no debe administrarse durante la parada cardiorrespiratoria, ya que no ha demostrado beneficio en ese contexto.

• **Amiodarona (nombre comercial: Trangorex®)**

Una ampolla contiene 3 ml, equivalente a 150 mg de principio activo. Se trata de un antiarrítmico de clase III según la clasificación de Vaughan-Williams, con una potente acción sobre los canales de potasio, lo que prolonga el potencial de acción y el período refractario de las fibras miocárdicas.

La amiodarona se utiliza principalmente en el tratamiento de taquiarritmias de complejo ancho, tanto ventriculares (como la taquicardia ventricular) como supraventriculares con conducción aberrante. Además, puede emplearse en determinadas situaciones de fibrilación ventricular refractaria dentro de los protocolos de reanimación avanzada, tras la administración de adrenalina y desfibrilación.

Debe administrarse con precaución debido a su potencial para causar bradicardia, hipotensión o bloqueo auriculoventricular, especialmente si se inyecta con demasiada rapidez. En perfusión prolongada, puede producir efectos adversos sistémicos (tiroideos, hepáticos o pulmonares) por su acumulación tisular.

- **Adenosina (nombre comercial: Adenocor®)**

Cada ampolla contiene 2 ml, equivalente a 6 mg de principio activo. Es un antiarrítmico de acción muy corta que actúa bloqueando de forma transitoria la conducción a través del nodo auriculoventricular (AV) mediante la estimulación de los receptores de adenosina, lo que provoca una breve interrupción de la conducción eléctrica.

La adenosina está indicada principalmente para el tratamiento de las taquicardias paroxísticas supraventriculares (TPSV), es decir, taquicardias de complejo estrecho debidas a reentrada por el nodo AV. Su efecto se manifiesta pocos segundos después de la administración intravenosa en bolo y suele durar menos de 10 segundos.

Debe administrarse en una inyección rápida (en menos de 2 segundos), seguida inmediatamente de un bolo de suero fisiológico, preferiblemente a través de una vía proximal (ante cubital o central) para optimizar su llegada al corazón. Durante su efecto, es habitual observar una breve asistolia o bloqueo AV transitorio, fenómeno esperado que indica su correcta acción.

Entre los efectos secundarios temporales destacan el rubor facial, la sensación de opresión torácica, el mareo o el malestar general, que remiten espontáneamente en segundos. No debe utilizarse en bloqueos AV de segundo o tercer grado, síndrome del nodo sinusal, ni en pacientes con asma severa debido a su posible efecto bronco constrictor.

Amiodarona (complejo QRS grande). Ancho. Cuando digo amiodarona se me hace la boca grande.

Adenosina (complejo QRS fino/a). Estrecho. Cuando digo adenosina se me hace la boca pequeña.

- **Cloruro potásico (KCl)**

El potasio (K^+) es el principal electrolito intracelular, representando aproximadamente el 98% del total corporal. Su equilibrio es esencial para el mantenimiento de la contractilidad celular, tanto en el músculo cardíaco (miocitos), el músculo esquelético como en el tejido nervioso (neuronas).

El cloruro potásico (KCl) es un fármaco de uso frecuente en las unidades de pacientes críticos, destinado a corregir o prevenir la hipopotasemia. Una alteración del potasio sérico puede comprometer la función eléctrica y táctil del corazón, generando arritmias potencialmente graves.

La concentración habitual del KCl es de 1 M, lo que significa que cada mililitro contiene 1 mEq de potasio. También existe presentación 2 M, con 2 mEq/ml. Este medicamento nunca debe administrarse en bolo intravenoso directo, ya que una elevación brusca del potasio plasmático puede provocar asistolia y muerte súbita.

Su administración debe realizarse en perfusión continua, preferiblemente por vía venosa central (yugular interna o subclavia), debido al riesgo de flebitis química y necrosis tisular si se usa una vía periférica.

El control del potasio es especialmente relevante cuando se emplean diuréticos del asa (como la furosemida, nombre comercial Seguril®), ya que aumentan la eliminación renal de potasio junto con la orina. En estos casos, la reposición debe hacerse bajo monitorización y con ajuste individualizado.

Durante una parada cardiorrespiratoria (PCR) se desarrolla una acidosis metabólica (pH menor de 7,35), lo que induce hiperpotasemia: el potasio intracelular sale al espacio extracelular, favoreciendo la aparición de arritmias letales, como la fibrilación ventricular (FV).

En el electrocardiograma, la hiperpotasemia se manifiesta por una onda T alta y picuda, e incluso puede acompañarse de bloqueo AV de primer grado (intervalo PR mayor de 0,20 segundos).

Por último, si el potasio es el electrolito predominante intracelular, el sodio (Na$^+$) lo es en el espacio extracelular, donde representa cerca del 90% de los cationes presentes.

- **Protamina (nombre comercial: Protamina®)**

Cada vial contiene 5 ml, equivalente a 50 mg de principio activo. La protamina es un antídoto específico de la heparina sódica, utilizado como agente antihemorrágico para revertir los efectos anticoagulantes de esta. Su acción consiste en unirse de forma iónica a la heparina (que es un polisacárido aniónico), formando un complejo estable e inactivo que neutraliza su actividad.

Se emplea habitualmente en cirugía cardiovascular, hemodiálisis y unidades de cuidados intensivos, donde la heparina se utiliza de forma terapéutica o profiláctica. Su dosificación debe calcularse con precisión, ya que un exceso puede conferir efecto anticoagulante por sí mismo.

Desde la perspectiva enfermera, resulta tranquilizador trabajar con fármacos que disponen de antídoto, ya que permite revertir rápidamente los efectos farmacológicos cuando se presentan reacciones adversas o sobredosificación. Este principio también se aplica a otros pares farmacológicos bien conocidos:

✓ Naloxona: antídoto de los opiáceos como la morfina, el fentanilo o la oxicodona.

✓ Flumazenilo (Anexate®): antídoto de las benzodiacepinas como el diazepam o el lorazepam.

La disponibilidad de antídotos en unidades críticas aporta seguridad terapéutica y facilita una respuesta rápida ante complicaciones farmacológicas graves.

- **Bicarbonato sódico (nombres comerciales: Bicarbonato Sódico Grifols ®, Bicarbonato Sódico B. Braun ®)**

El bicarbonato sódico es un agente alcalinizante sistémico, indicado principalmente para el tratamiento de la acidosis metabólica, caracterizado por un descenso del pH sanguíneo (< 7,35) y del bicarbonato plasmático. Su acción consiste en tamponar los iones de hidrógeno libres, elevando el pH y corrigiendo el desequilibrio ácido-base.

Presentaciones habituales:

✓ Ampolla 1 M: 10 ml = 10 mEq.

✓ Frasco 1 M: 100 ml = 100 mEq.

✓ Frasco 1/6 M (0,166 M): 250 ml = 41,5 mEq.

✓ Frasco 1/6 M (0,166 M): 500 ml = 83 mEq.

La solución 1 M, por su elevada osmolaridad, debe administrarse exclusivamente por vía venosa central, mientras que la 1/6 M puede infundirse con seguridad por vía periférica.

En el contexto clínico, su uso se reserva para situaciones donde exista acidosis metabólica severa (por ejemplo, paro cardiorrespiratorio, insuficiencia renal, intoxicaciones o shock prolongado). No debe emplearse de forma rutinaria sin control del pH y de gases arteriales, ya que su administración puede generar alcalosis de rebote, hipernatremia, hipopotasemia o sobrecarga de sodio.

Como principio práctico, se considera un fármaco que "*no se lleva bien con nadie*": el bicarbonato sódico precipita fácilmente al mezclarse con otras soluciones o medicamentos, especialmente con fármacos como el calcio, la adrenalina o los inotrópicos. Por ello, se recomienda administrarlo siempre por una vía exclusiva o en sistemas independientes para evitar incompatibilidades fisicoquímicas.

- **Carbón activado (nombre comercial: Carbón Activado®).**

El carbón activado es un antídoto universal de uso digestivo, empleado como agente adsorbente intestinal para reducir la absorción sistémica de fármacos o productos químicos potencialmente tóxicos. Se presenta habitualmente en frascos de 50 g, administrándose por vía oral a través de sonda nasogástrica.

Su mecanismo de acción se basa en su elevada superficie porosa, que le confiere una gran capacidad para adsorber moléculas presentes en el tracto gastrointestinal antes de que estas sean absorbidas hacia la circulación sistémica. Por ello, se utiliza en el manejo inicial de intoxicaciones agudas por vía oral (por ejemplo, sobredosis de antidepresivos, barbitúricos, paracetamol, salicilatos, etc.).

Debe administrarse lo antes posible tras la ingestión del tóxico, siendo más eficaz dentro de la primera hora. La dosis habitual en adultos oscila entre 50 y 100 g, pudiendo repetirse según la gravedad y el tipo de sustancia.

No resulta eficaz frente a ciertos compuestos, como metales pesados (hierro, litio, arsénico), ácidos o bases fuertes, alcoholes o disolventes, dado que no son adsorbibles. En pacientes no conscientes o sin reflejo tusígeno, se recomienda asegurarse de la protección de la vía aérea antes de su administración para evitar broncoaspiración.

- **Cloruro cálcico (nombre comercial: Cloruro Cálcico®)**

El cloruro cálcico es un fármaco inotrópico positivo que actúa aumentando la concentración de calcio plasmático (calcemia) y, por tanto, la contractilidad miocárdica. Cada ampolla al 10% contiene 10 ml, equivalente a 1.000 mg de calcio, lo que corresponde aproximadamente a 270 mg (13,5 mEq) de calcio elemental.

Se utiliza en diversas situaciones clínicas, especialmente en el ámbito de los cuidados críticos y de urgencias, como:

✓ Hipocalcemia aguda sintomática.

✓ Intoxicación por bloqueadores de los canales de calcio (vera-pamilo, diltiazem).

✓ Intoxicación por hipermagnesemia.

✓ Hipercaliemia grave, en la cual estabiliza temporalmente la membrana miocárdica.

Al aumentar la concentración de calcio extracelular, mejora la fuerza de contracción cardíaca (efecto inotrópico positivo) y restaura la excitabilidad miocárdica. Su administración debe realizarse lentamente y, preferentemente, por vía venosa central, ya que la extravasación puede causar necrosis tisular.

Debe evitarse su mezcla con fármacos o soluciones que contengan bicarbonato o fosfatos, pues producen precipitación inmediata. En caso de necesitar corrección progresiva de la hipocalcemia, se pueden utilizar formulaciones de gluconato cálcico, de acción más suave y mejor tolerancia periférica.

Se recomienda monitorizar la función cardíaca y los niveles séricos de calcio, especialmente en pacientes con arritmias, insuficiencia renal o bajo tratamiento digital.

- **Cloruro mórfico (Cloruro Mórfico Braun 1%®).**

El cloruro mórfico es un analgésico opioide perteneciente al grupo de los agonistas opiáceos puros. Se utiliza principalmente en el tratamiento del dolor agudo o crónico de moderado a intenso, así como en determinadas situaciones clínicas que requieren control analgésico preciso.

La presentación habitual es el Cloruro Mórfico Braun 1%®, donde 1 ampolla de 1% contiene 1 ml equivalente a 10 mg de morfina.

Para su dilución con el fin de obtener una preparación de fácil utilización, puede preparar la siguiente disolución: en una jeringa de

10 ml se mezclan 1 ml de la ampolla de morfina (10 mg) con 9 ml de suero fisiológico (SF). El resultado proporciona una concentración final de 1 mg de morfina por mililitro, manteniendo así una relación 1:1 que facilita el ajuste de dosis y el control del efecto analgésico.

Se recomienda etiquetar la jeringa correctamente indicando la concentración final y desechar cualquier resto según las normas de seguridad para opioides.

- **Dexametasona (Fortecortin® y Decadran®)**

La dexametasona es un glucocorticoide sintético de larga duración, con potentes efectos antiinflamatorios e inmunosupresores. Su acción se basa en la inhibición de la respuesta inflamatoria y de la actividad del sistema inmunológico, por lo que se emplea en una amplia variedad de procesos que requieren control del edema, la inflamación o la respuesta inmunológica exacerbada.

Presentación:

✓ Fortecortin®: 1 ampolla de 1 ml contiene 4 mg de dexametasona.

✓ Decadran®: 1 ampolla de 2 ml contiene 8 mg de dexametasona.

En el ámbito de urgencias y cuidados críticos, se utiliza con frecuencia en el manejo del traumatismo craneoencefálico (TCE) y en otras situaciones con edema cerebral o procesos inflamatorios severos, siempre bajo control médico estricto.

Es importante tener presente que los corticoides, incluida la dexametasona, pueden elevar los niveles de glucemia, por lo que debe extremarse la precaución en pacientes diabéticos o con riesgo de hiperglucemia.

- **Diazepam (Valium®, Stesolid®, Valtoco®)**

El diazepam es una benzodiacepina con propiedades sedantes, ansiolíticas, anticonvulsivantes y relajantes musculares. Su mecanismo de acción se basa en la potenciación del efecto del neurotransmisor ácido gamma-aminobutírico (GABA) sobre los receptores GABA-A, lo que produce una disminución de la excitabilidad neuronal y un efecto depresor sobre el sistema nervioso central.

Presentación:

✓ Valium®: 1 ampolla de 2 ml contiene 10 mg de diazepam.

✓ Stesolid®: disponible en cánulas rectales de 5 mg y 10 mg, útiles para la administración en pacientes con convulsiones o dificultad para la vía intravenosa.

✓ Valtoco®: 10 mg/0,1 ml spray nasal. Solución para pulverización nasal

Su uso clínico es amplio y abarca el manejo de crisis convulsivas agudas, estados de agitación psicomotriz, síndrome de abstinencia alcohólica, ansiedad intensa y como premedicación antes de procedimientos quirúrgicos o sedación leve.

Tiene un efecto potencial depresor respiratorio y riesgo de dependencia con uso prolongado.

• Digoxina (Digoxina®)

La digoxina es un fármaco antiarrítmico y cardiotónico que actúa como inhibidor selectivo de la bomba sodio-potasio (Na^+/K^+-ATPasa), aumentando la concentración intracelular de calcio y mejorando la contractilidad miocárdica. Además, ejerce un efecto cronotrópico negativo y dromotrópico negativo, lo que reduce la frecuencia cardíaca y enlentece la conducción auriculoventricular.

Se comercializa bajo el nombre Digoxina®, presentándose habitualmente en ampollas de 1 ml que contienen 0,25 mg del principio activo.

Su utilización se indica en el tratamiento de determinadas arritmias supraventriculares, como la fibrilación auricular (FA) con respuesta ventricular rápida, y en la insuficiencia cardíaca congestiva cuando se requiere mejorar la contractilidad del miocardio.

Debe prestarse especial atención al riesgo de toxicidad digital, ya que la digoxina tiene un margen terapéutico estrecho. Los signos de intoxicación pueden incluir bradicardia, náuseas, alteraciones visuales y arritmias graves, en particular bloqueos auriculoventriculares de segundo grado tipo Mobitz II y bloqueos completos o de tercer grado, situaciones en las que puede ser necesario el implante de un marcapasos temporal o definitivo.

- **Dobutamina (Dobutrex®)**

La dobutamina es un agente cardiotónico de acción simpaticomimética, utilizado principalmente en el tratamiento del shock cardiogénico, la insuficiencia cardíaca aguda y otras situaciones que requieren aumentar la contractilidad del miocardio sin provocar una sobrecarga significativa del consumo de oxígeno.

Su mecanismo de acción se basa en la estimulación predominante de los receptores beta-1 adrenérgicos del corazón, lo que incrementa la fuerza de contracción (efecto inotrópico positivo) y, en menor medida, la frecuencia cardíaca. Posee acción mínima sobre los receptores alfa, por lo que sus efectos vasoconstrictores periféricos son limitados en comparación con otras catecolaminas. Se comercializa como Dobutrex® , presentándose en viales de 20 ml que contienen 250 mg de dobutamina . Para su administración intravenosa, el fármaco debe diluirse adecuadamente en solución glucosada al 5% o en suero fisiológico, ajustando la velocidad de infusión en función de la respuesta hemodinámica del paciente.

Durante la perfusión es fundamental monitorizar la tensión arterial, la frecuencia cardíaca y, si es posible, parámetros de gasto cardíaco y presión capilar pulmonar, para optimizar el efecto terapéutico y evitar complicaciones como taquiarritmias o hipotensión.

- **Dopamina (Dopamina Fides®)**

La dopamina es un agente cardiotónico con efecto inotrópico positivo, empleado en el tratamiento del shock y la insuficiencia cardíaca aguda, así como en situaciones de hipoperfusión tisular. Su acción farmacológica depende de la dosis administrada, ya que estimula diferentes tipos de receptores adrenérgicos y dopaminérgicos según la concentración plasmática alcanzada.

Se comercializa bajo el nombre Dopamina Fides®, presentándose en ampollas de 5 ml que contienen 200 mg de dopamina. Su uso es exclusivamente intravenoso, previa dilución en suero glucosado o suero fisiológico, administrándose mediante perfusión controlada.

La dopamina presenta efectos dosis-dependientes:

✓ Una dosis baja (1-3 µg/kg/min) actúa sobre los receptores dopaminérgicos D1, produciendo vasodilatación renal, mesentérica y coronaria, con un discreto aumento de la diuresis (efecto dopaminérgico o "dopa").

✓ A dosis intermedias (3-10 µg/kg/min) predomina la estimulación de los receptores beta-1 adrenérgicos, lo que incrementa la contractilidad miocárdica y la frecuencia cardíaca, generando un efecto inotrópico positivo útil en el tratamiento del shock cardiogénico.

✓ Una dosis alta (>10 µg/kg/min) estimula los receptores alfa-1 adrenérgicos, con efecto vasoconstrictor sistémico y aumento de la tensión arterial, lo que puede ser beneficioso en estados de hipotensión severa, aunque con riesgo de aumento de la poscarga.

El ajuste de la dosis debe realizarse bajo monitorización hemodinámica continua para equilibrar el soporte circulatorio y evitar efectos adversos como arritmias, isquemia miocárdica o necrosis tisular por extravasación.

- **Fenitoína sódica (Fenitoína Sódica®)**

La fenitoína sódica es un anticonvulsivante perteneciente al grupo de las hidantoínas. Actúa estabilizando las membranas neuronales al bloquear los canales de sodio dependientes del voltaje, lo que reduce la propagación de descargas neuronales anómalas. Se utiliza principalmente en el tratamiento y prevención de crisis convulsivas, especialmente en el status epiléptico y en determinadas arritmias ventriculares refractarias.

Se comercializa como Fenitoína Sódica® , en viales de 5 ml que contienen 250 mg del principio activo. Su administración puede realizarse por vía intravenosa, aunque requiere precaución debido a su pH alcalino y al riesgo de irritación vascular.

Desde la práctica enfermera, se ha observado que la administración de fenitoína por vía periférica en perfusión puede causar dolor o sensación de quemazón en el punto de punción, especialmente cuando la infusión se realiza con velocidad elevada. Este efecto se relaciona con la naturaleza irritante del fármaco y su formulación con propilenglicol y alcohol.

Para minimizar estas molestias y prevenir complicaciones locales como flebitis o extravasación, se recomienda:

✓ Utilizar preferentemente vías venosas centrales o, en su defecto, venas periféricas de gran calibre .

✓ Administrar la perfusión de forma lenta y controlada , sin superar los 50 mg por minuto en adultos.

✓ Mantener una dilución adecuada y vigilancia continuada del punto de inserción durante toda la infusión.

- **Fentanilo (Fentanest®)**

El fentanilo es un analgésico opioide sintético de alta potencia, aproximadamente *cien veces más potente que la morfina,* aunque con una duración de acción significativamente más corta. Su inicio de efecto es rápido, lo que lo convierte en un fármaco de elección en procedimientos quirúrgicos, anestesia y control del dolor agudo de intensidad elevada.

Actúa como agonista potente de los receptores opioides μ (mu), produciendo analgesia profunda, sedación y, a dosis altas, depresión respiratoria. Su perfil farmacocinético se caracteriza por una elevada liposolubilidad, que explica tanto su rápida penetración en el sistema nervioso central como su corta duración de efecto tras la administración intravenosa.

Se comercializa como Fentanest®, disponible en ampollas de 3 ml que contienen 0,15 mg de fentanilo (equivalente a 150 microgramos).

Por su potencia y breve vida media, se utiliza principalmente en anestesia general, sedación de corta duración y manejo del dolor intenso en el entorno hospitalario o de cuidados críticos. Requiere estricta monitorización de los parámetros respiratorios y hemodinámicos durante su administración, debido al riesgo de depresión respiratoria, rigidez muscular y bradicardia. En su empleo precaución en pacientes con insuficiencia respiratoria, depresión del sistema nervioso central o uso concomitante de otros sedantes.

- **Flumazenilo (Anexate®)**

El flumazenilo es un antagonista competitivo específico de las benzodiacepinas, utilizado para revertir sus efectos sedantes, hipnóticos y depresores del sistema nervioso central. Actúa bloqueando los receptores GABA-A en el mismo sitio de unión que las benzodiacepinas, desplazándolas y anulando su acción.

Se comercializa bajo el nombre Anexate®, en ampollas de 5 ml que contienen 0,5 mg de flumazenilo. Puede administrarse por vía intravenosa en bolo o perfusión continua, dependiendo de la situación clínica.

Su uso principal se centra en la reversión de la sedación producida por benzodiacepinas en procedimientos diagnósticos o anestésicos, así como en el tratamiento de sobredosis agudas o intoxicaciones por estos fármacos. La respuesta clínica suele ser rápida, observando la recuperación de la conciencia en segundos o minutos.

Debe tenerse en cuenta que su duración de acción es más corta que la de la mayoría de las benzodiacepinas, por lo que puede ser necesario repetir la administración o mantener una perfusión continua para evitar la resedación. Además, su uso requiere precaución en pacientes que presentan dependencia crónica a las benzodiacepinas, ya que la administración de flumazenilo puede precipitar un síndrome de abstinencia con agitación, convulsiones o ansiedad intensa.

La monitorización de la función respiratoria y neurológica es obligatoria después de su administración, especialmente en contextos de intoxicación mixta con otros depresores del sistema nervioso central.

- **Furosemida (Seguril®)**

La furosemida es un diurético del asa ampliamente utilizado por su potente efecto natriurético y diurético. Actúa inhibiendo el cotransportador $Na^+/K^+/2Cl^-$ en la rama ascendente del asa de Henle, lo que impide la reabsorción de sodio, cloro y agua, incrementando de forma significativa la excreción urinaria.

Se comercializa como Seguril®, en ampollas de 2 ml que contienen 20 mg de furosemida. Puede administrarse por vía intravenosa o intramuscular, aunque la vía intravenosa es la preferida en situaciones de urgencia o edema agudo de pulmón, debido a su rápido inicio de acción (entre 5 y 10 minutos después de la administración).

Las principales indicaciones incluyen el tratamiento del edema de origen cardíaco, renal o hepático, la insuficiencia cardíaca congestiva, el edema agudo de pulmón y la hipertensión arterial en casos seleccionados.

Durante su uso deben tenerse en cuenta posibles efectos adversos asociados a una diuresis intensa, como hipovolemia, hipotensión, hipopotasemia, hiponatremia o alcalosis metabólica. Se recomienda monitorizar el equilibrio hídrico y los electrolitos séricos, especialmente en tratamientos prolongados o en pacientes con insuficiencia renal.

Por su potencia y rapidez de acción, la furosemida es un fármaco de elección en urgencias cardiovasculares, pero debe ser administrado cuidadosamente para evitar descompensaciones hemodinámicas bruscas.

- **Glucagón.**

El glucagón es una hormona peptídica con acción hiperglucemiante, secretada fisiológicamente por las células alfa de los islotes pancreáticos. En el ámbito terapéutico, se utiliza como agente anti-hipoglucemiante y también como antídoto en intoxicaciones específicas.

Su principal efecto consiste en estimular la glucogenólisis y la gluconeogénesis hepática, aumentando de forma rápida la concentración de glucosa en sangre. Por ello, es un medicamento esencial en el tratamiento de la hipoglucemia grave cuando la administración oral de glucosa no es posible o el paciente presenta alteraciones del nivel de conciencia.

Además, el glucagón tiene aplicación como antídoto en casos de intoxicación por betabloqueantes y antagonistas del calcio (como el verapamilo). En estos contextos, su acción se debe a la capacidad de incrementar el AMP cíclico de manera independiente de los receptores beta-adrenérgicos, mejorando así la contractilidad y la frecuencia cardíaca, y contrarrestando el efecto inotrópico y cronotrópico negativo de dichos fármacos.

El inicio de su acción rápida es tras la administración intramuscular o intravenosa, y su duración es breve, por lo que puede requerir dosis repetidas o perfusión continua según la evolución del paciente.

Los efectos adversos más frecuentes incluyen náuseas y vómitos, especialmente cuando se administra por vía parenteral rápida. Se recomienda conservar el preparado en refrigeración y reconstituirlo justo antes de su uso.

- **Glucosa (Glucosmon 33%®)**

La glucosa es un monosacárido esencial que constituye la principal fuente de energía para el metabolismo celular. En el ámbito clínico, su administración intravenosa está indicada en el tratamiento urgente de la hipoglucemia, especialmente en pacientes inconscientes o que no pueden recibir aporte oral de hidratos de carbono.

Se comercializa como Glucosmon 33%®, en ampollas de 10 ml que contienen 3,3 g de glucosa. Su presentación hiperosmolar permite una restitución rápida de los niveles plasmáticos de glucosa, siendo de elección en situaciones de hipoglucemia grave secundaria a sobredosis de insulina o antidiabéticos orales, o en cualquier episodio de hipoglucemia sintomática con alteración de la conciencia.

La administración debe realizarse por vía intravenosa lenta, debido a la elevada osmolaridad de la solución, para evitar irritación venosa o tromboflebitis. En el ámbito hospitalario, puede continuarse posteriormente con soluciones de glucosa de menor concentración (5% o 10%) para mantener niveles glucémicos estables y evitar recurrencias.

Es importante monitorear la glucemia capilar o plasmática tras la administración, así como observar la respuesta clínica del paciente. En casos de hipoglucemia refractaria o causada por sobredosis de fármacos betabloqueantes o verapamilo, puede combinarse con glucagón.

*"Durante mi etapa en el SAMU, me enfrenté en numerosas ocasio-
nes a episodios de hipoglucemia grave, especialmente en pacientes con
diabetes tipo 1. En estas situaciones, los signos clínicos solían ser eviden-
tes y alarmantes: alteraciones del nivel de conciencia, sudoración profusa, palidez y, en ocasiones, temblores o convulsiones. Ante un cuadro así,
la intervención debía ser inmediata. La administración intravenosa de
dos viales de Glucosmon al 33%, diluidos en 100 ml de suero glucosado
al 5% y en perfusión rápida, solía bastar para observar los primeros
signos de recuperación. En cuestión de minutos, el paciente comenzaba a
reaccionar: abría los ojos, recobraba la orientación y, poco después, podía
colaborar para continuar el tratamiento. En ese momento, si el nivel de
conciencia lo permitía, ofrecíamos hidratos de carbono por vía oral —
galletas, zumo o azúcar disuelta en agua— para estabilizar definitiva-
mente la glucemia y prevenir recaídas. La hipoglucemia en los pacientes
con diabetes tipo 1 constituye una urgencia de gran relevancia, ya que la
rápida caída del nivel de glucosa puede comprometer funciones neurológicas vitales. Por ello, la detección precoz y el tratamiento inmediato no
solo evitan complicaciones, sino que pueden marcar la diferencia entre
una recuperación completa y una situación crítica".*

- **Haloperidol (Decanoato Esteve®)**

El haloperidol es un fármaco antipsicótico típico de la familia
de las butirofenonas. Su principal mecanismo de acción se basa en
el antagonismo de los receptores dopaminérgicos D2 en el sistema
nervioso central, especialmente en las vías mesolímbicas y mesocor-
ticales. Esta acción confiere su potente efecto antipsicótico, aunque
también explica la aparición de efectos secundarios extrapiramidales.

Se comercializa como Haloperidol Decanoato Esteve®, en ampollas de 1 ml que contienen 5 mg de haloperidol. Puede administrarse
por vía oral, intramuscular o intravenosa, dependiendo de la urgencia y del cuadro clínico.

En el ámbito hospitalario y de urgencias, se utiliza con frecuencia en el control de la agitación psicomotriz, los episodios de delirio, las psicosis agudas, así como en algunos casos de náuseas y vómitos refractarios de origen central. Su inicio de acción por vía parenteral es relativamente rápido, lo que lo convierte en una herramienta eficaz en el manejo de pacientes agitados o con conducta violenta.

Sin embargo, su uso requiere una estrecha monitorización, ya que el haloperidol puede producir efectos adversos significativos, como rigidez muscular, acatisia, distonías agudas, parkinsonismo medicamentoso o síndrome neuroléptico maligno, este último potencialmente mortal. También puede prolongar el intervalo QT, aumentando el riesgo de arritmias ventriculares, por lo que debe evitarse su administración rápida por vía intravenosa y vigilando el trazado electrocardiográfico.

Como toda medicación neuroléptica, debe ajustarse la dosis de forma individualizada, valorando la respuesta clínica y los posibles efectos secundarios.

- **Heparina Sódica (Heparina Sódica Rovi ®)**

La heparina sódica es un anticoagulante parenteral de acción rápida, perteneciente al grupo de las heparinas no fraccionadas. Su mecanismo de acción se basa en la activación de la antitrombina III, lo que inhibe la acción de varios factores de la coagulación, especialmente la trombina (factor IIa) y el factor Xa. De este modo, impide la formación y extensión de los trombos sin disolver los ya existentes.

Se comercializa como Heparina Sódica Rovi® en diferentes concentraciones:

✓ Presentación al 1%: ampolla de 5 ml que contiene 50 mg de heparina sódica (equivalentes a 5.000 UI totales, o 1.000 UI/ml).

✓ Presentación al 5%: ampolla de 5 ml que contiene 250 mg de heparina sódica (equivalentes a 25.000 UI totales, o 5.000 UI/ml).

Se administra por vía intravenosa o subcutánea, dependiendo de la indicación clínica. Por su inicio de acción inmediata, la vía intravenosa se reserva para situaciones que exigen anticoagulación urgente, como trombosis venosa profunda, embolia pulmonar, síndrome coronario agudo o durante procedimientos de circulación extracorpórea. En cambio, la administración subcutánea se utiliza para el mantenimiento o la profilaxis del tromboembolismo.

Durante el tratamiento con heparina sódica es fundamental monitorizar el tiempo de tromboplastina parcial activada (aPTT), que debe mantenerse entre 1,5 y 2,5 veces el control. También es importante vigilar la aparición de efectos adversos, especialmente hemorragias y trombocitopenia inducida por heparina (HIT), una complicación inmunomediada que obliga a suspender el fármaco de forma inmediata.

La heparina sódica no atraviesa la placenta ni la leche materna, lo que la convierte en el anticoagulante de elección en mujeres embarazadas con riesgo trombótico. Sin embargo, debe manipularse con precaución y bajo protocolos estrictos de dosificación y vigilancia.

- **Hidrocortisona (Actocortina ®)**

La hidrocortisona es un glucocorticoide de acción corta con propiedades antiinflamatorias, antialérgicas e inmunosupresoras. Es el análogo sintético del cortisol, la hormona natural producida por la corteza suprarrenal, y desempeña un papel fundamental en la regulación del metabolismo, la respuesta al estrés y el equilibrio hidroelectrolítico.

Su mecanismo de acción se basa en la modulación de la expresión génica de mediadores inflamatorios y en la inhibición de la síntesis de prostaglandinas y leucotrienos, lo que reduce la inflamación, la vasodilatación y la permeabilidad capilar.

- Se comercializa como Actocortina®, con las siguientes presentaciones parenterales:
  - ✓ Vial de 1 ml que contiene 100 mg de hidrocortisona.
  - ✓ Vial de 5 ml que contiene 500 mg de hidrocortisona.
  - ✓ Vial de 10 ml que contiene 1 g de hidrocortisona.

Su administración puede realizarse por vía intravenosa o intramuscular, dependiendo de la urgencia y del cuadro clínico. En el contexto hospitalario, se utiliza con frecuencia en el tratamiento del shock anafiláctico, insuficiencia suprarrenal aguda (crisis addisoniana), reacciones alérgicas graves, exacerbaciones asmáticas severas, edema cerebral y otras situaciones que requieren una respuesta antiinflamatoria intensa y rápida.

El inicio de acción es rápido, y su duración relativamente corta permite un control flexible de la respuesta clínica. Sin embargo, el uso repetido o prolongado debe vigilarse estrechamente por el riesgo de efectos adversos sistémicos, como hiperglucemia, hipertensión, retención de sodio, pérdida de potasio, inmunosupresión o síndrome de Cushing iatrogénico.

- **Isoprotenerol (Aleudrina ®)**

El isoprotenerol, también conocido como isoproterenol, es un agonista adrenérgico beta no selectivo que estimula tanto los receptores beta-1 como los beta-2. Por ello, combina efectos cardiotónicos y broncodilatadores, lo que le confiere utilidad en el tratamiento de determinadas bradiarritmias y en algunas situaciones de broncoespasmo resistente.

Su acción sobre los receptores beta-1 produce un aumento de la contractilidad y de la frecuencia cardíaca (efecto inotrópico y cronotrópico positivo), mientras que la estimulación de los beta-2 origina relajación del músculo liso bronquial y vasodilatación periférica.

Se comercializa como Aleudrina®, en ampollas de 1 ml que contienen 0,2 mg de isoprotenerol. Su administración puede realizarse por vía intravenosa o sublingual, dependiendo de la situación clínica y la urgencia terapéutica.

En el ámbito hospitalario, el isoprotenerol se utiliza principalmente en el manejo de bloqueos auriculoventriculares avanzados o bradicardias severas refractarias a atropina, como medida temporal mientras se prepara la colocación de un marcapasos. También puede emplearse en crisis asmáticas graves o broncoespasmos inducidos por fármacos, aunque su uso en este contexto ha sido reemplazado en gran medida por los agonistas beta-2 selectivos (salbutamol, terbutalina).

Su administración requiere monitorización continua de la frecuencia cardíaca, la tensión arterial y el electrocardiograma, debido al riesgo de taquiarritmias, angina o hipertensión en pacientes sensibles.

La vida media del fármaco es corta, lo que permite ajustar rápidamente la dosis en función de la respuesta. No obstante, su uso debe ser prudente, especialmente en pacientes con cardiopatía isquémica o antecedentes de arritmias ventriculares.

- **Ketamina (Ketolar®)**

La ketamina es un anestésico disociativo con potentes propiedades analgésicas y sedantes. Su mecanismo de acción principal consiste en el antagonismo no competitivo de los receptores NMDA (N-metil-D-aspartato), lo que interrumpe la transmisión de los impulsos excitatorios en el sistema nervioso central. También interactúa con receptores opioides, monoaminérgicos y muscarínicos, contribuyendo a su efecto analgésico y anestésico integral.

Se comercializa como Ketolar®, en ampollas de 10 ml que contienen 500 mg de ketamina (50 mg/ml). Puede administrarse por vía intravenosa, intramuscular o incluso intranasal en determinados entornos, adaptando la dosis al procedimiento y al estado del paciente.

En el ámbito clínico, la ketamina se utiliza para la inducción y mantenimiento de la anestesia general, especialmente en procedimientos de corta duración, y en contextos de emergencia o medicina prehospitalaria por su capacidad de mantener los reflejos respiratorios y el tono faríngeo, así como su efecto broncodilatador, que resulta útil en pacientes con asma o insuficiencia respiratoria.

También desempeña un papel relevante en el control del dolor agudo y crónico, así como en el manejo del dolor refractario en unidades de cuidados intensivos. Su inicio de acción es rápido (30 segundos por vía intravenosa, 3-4 minutos por vía intramuscular) y la recuperación, generalmente corta.

Entre sus principales efectos adversos destacan la taquicardia, el aumento de la tensión arterial, la hipersalivación y las reacciones emergentes al despertar (alucinaciones, confusión o agitación), que pueden prevenirse con benzodiacepinas.

Por su perfil farmacológico, la ketamina es especialmente útil en situaciones de politraumatismo, shock o hipotensión, ya que mantiene la tensión arterial y el gasto cardíaco al estimular el sistema simpático, características que la diferencian de otros agentes anestésicos depresores.

"En una de mis guardias en urgencias, pude observar de cerca uno de los efectos adversos menos frecuentes pero muy llamativos de la ketamina. Habíamos administrado el fármaco a un paciente traumatizado para controlar el dolor intenso y facilitar el manejo de la vía aérea. Todo iba según lo previsto, hasta que, durante la monitorización, noté que sus ojos comenzaban a moverse de forma involuntaria: los globos oculares se desplazaban de arriba abajo y viceversa, sin posibilidad de control. Era un nistagmo vertical claramente provocado por la ketamina, un fenómeno neurológico que apenas había visto hasta ese momento. La escena me hizo reflexionar sobre la complejidad del sistema nervioso y la capacidad

de algunos medicamentos para desencadenar respuestas inesperadas, incluso en dosis habituales. Aunque el nistagmo no generó complicaciones graves en aquel caso, sí me llevó a extremar la vigilancia y a explicar al resto del equipo la importancia de reconocer estos signos como parte de la monitorización integral del paciente bajo anestesia disociativa. Cada experiencia con la ketamina me ha enseñado a anticipar no solo sus ventajas terapéuticas, sino también sus posibles efectos secundarios, por muy insólitos o sorprendentes que resultan en la práctica diaria"

- **Lidocaína (Lidocaína®)**

La lidocaína es un antiarrítmico de clase Ib, ampliamente utilizada por sus efectos sobre los canales de sodio en las células cardíacas y también como anestésico local en múltiples procedimientos. Actúa inhibiendo el flujo de sodio hacia el interior de la célula durante la fase de despolarización, lo que estabiliza la membrana y reduce la automaticidad y la velocidad de conducción, especialmente en el tejido ventricular dañado.

Se comercializa como Lidocaína®, en distintas presentaciones:

✓ Ampolla al 1%: 10 ml que contienen 100 mg de lidocaína (10 mg/ml).

✓ Ampolla al 5%: 10 ml que contienen 500 mg de lidocaína (50 mg/ml).

En el contexto cardiológico, la lidocaína se utiliza principalmente en el tratamiento de arritmias ventriculares agudas, como la fibrilación ventricular y las taquicardias ventriculares sostenidas, especialmente en situaciones de urgencia como el infarto agudo de miocardio. Su acción rápida tras la administración intravenosa la convierte en un recurso esencial en reanimación cardíaca avanzada; el inicio del efecto se observa a los pocos minutos y la duración es breve, lo que permite ajustar la dosis según el cuadro clínico y la evolución.

Además de sus indicaciones antiarrítmicas, la lidocaína es ampliamente reconocida por su capacidad anestésica local y regional. En la práctica diaria, he visto cómo su uso controlado puede proporcionar un bloqueo nervioso efectivo durante procedimientos menores y cirugías, siempre prestando atención a los límites de dosis máximas para evitar toxicidad sistémica.

Las presentaciones al 5% requieren particular precaución por su mayor concentración y riesgo de toxicidad. Cuando se utiliza en bloqueos anestésicos regionales o infiltraciones, es imprescindible verificar cuidadosamente la dosis total administrada y disponer de medios para tratar posibles reacciones adversas.

- **Manitol (Manitol ®).**

El manitol es un diurético osmótico utilizado principalmente en el manejo del edema cerebral y en situaciones que requieren la reducción rápida de la presión intracraneal (PIC). Su acción se basa en aumentar la osmolaridad plasmática, lo que genera un gradiente osmótico que favorece el paso de agua desde el espacio intracelular hacia el intravascular, reduciendo así el volumen cerebral y el PIC.

Presentaciones habituales:

✓ Frasco al 10%: 250 ml, equivalente a 25 g de manitol.
✓ Frasco al 20%: 250 ml, equivalente a 50 g de manitol.

El efecto osmótico del manitol provoca un incremento transitorio del volumen intravascular, por lo que suele asociarse con furosemida para favorecer la excreción renal del exceso de líquido movilizado y evitar la sobrecarga circulatoria. Es fundamental monitorizar la diuresis, el equilibrio hidroelectrolítico y los valores séricos de osmolaridad para prevenir complicaciones como hipovolemia, hiponatremia o insuficiencia renal.

Los cristales en el frasco de manitol son un fenómeno muy común, especialmente en presentaciones al 20%, debido a que el manitol es un alcohol de azúcar que cristaliza fácilmente cuando se enfría. Esto no significa que la solución esté dañada, pero no debe administrarse mientras existan cristales, porque pueden obstruir líneas venosas o causar embolias.

¿Cómo se manejan los cristales antes de administrar manitol?

✓ Calentar suavemente el frasco para disolver los cristales.

✓ Colocar el frasco en un baño de agua tibia (no caliente).

✓ Temperatura ideal: entre 40–50 °C.

✓ Girar o agitar suavemente el frasco (sin agitar enérgicamen te).

✓ Esperar a que los cristales se disuelvan completamente.

✓ Nunca calentar en microondas ni usar agua muy caliente, ya que puede afectar la estabilidad o generar riesgo de quemaduras.

✓ Dejar que la solución vuelva a temperatura ambiente. Después de disolver los cristales, el frasco debe enfriarse nuevamente a temperatura ambiente antes de administrarse, para evitar molestias al paciente y cambios de osmolaridad asociados a temperatura.

✓ Filtrar la solución antes de administrarla. Muchos protocolos recomiendan usar un equipo de infusión con filtro incorporado.

✓ Antes de colgar la bolsa: La solución debe estar totalmente transparente, sin partículas brillantes, sedimentos ni opacidad.

✓ Si persisten cristales después de calentar correctamente, el frasco debe descartarse.

- **Meperidina Dolantina ®)**

La meperidina es un analgésico opioide sintético con acción agonista sobre los receptores opioides del sistema nervioso central. Posee propiedades analgésicas y sedantes, aunque su potencia es menor que la de la morfina. Se presenta habitualmente en ampollas de 2 ml, que contienen 100 mg de principio activo.

Se emplea principalmente en el tratamiento del dolor agudo de moderada intensidad a severa, especialmente en situaciones en las que el uso de morfina está contraindicado. Un ejemplo clínico es el infarto ventricular derecho, en el cual la precarga está disminuida; la administración de morfina podría reducir aún más la tensión arterial y comprometer la estabilidad hemodinámica. En estos casos, la meperidina constituye una alternativa segura por su menor efecto depresor sobre el tono venoso.

Debe administrarse con precaución y baja monitorización, debido a su potencial para causar depresión respiratoria, somnolencia o hipotensión. Se recomienda ajustar la dosis en pacientes con insuficiencia renal o hepática, debido a la posible acumulación de su metabolito activo, la normeperidina, que puede provocar neurotoxicidad.

¿Se recomienda administrar antieméticos antes que los opiáceos? En general, sí, en muchos contextos clínicos se recomienda considerar la administración de antieméticos antes o junto con opioides, pero no es una regla absoluta. Depende del paciente, del opioide y de la situación clínica. Los opioides estimulan el centro del vómito en el tronco encefálico, el aparato vestibular (sensación tipo mareo) y la motilidad gástrica se enlentece, lo que favorece las náuseas. Por eso, aproximadamente entre un 20–40% de los pacientes pueden presentar náuseas/vómitos en las primeras dosis.

¿Qué antieméticos se suelen usar?

✓ Metoclopramida (procinético).

✓ Ondansetrón (anti-5HT3).

La elección depende del tipo de paciente y del contexto.

- **Metamizol magnésico (Lasain®, Nolotil®)**

El metamizol magnésico es un analgésico y antipirético perteneciente al grupo de los derivados pirazolónicos. Posee además leve acción espasmolítica, lo que lo hace útil en cuadros de dolor visceral o cólico. Se presenta compuestas en ampollas de 5 ml que contienen 2 g de principio activo.

Se utiliza para el tratamiento del dolor agudo de intensidad moderada a severa, la fiebre elevada que no responde a otros antipiréticos y los espasmos asociados a procesos gastrointestinales, renales o biliares. En el ámbito hospitalario, su administración parenteral permite un control rápido de los síntomas, especialmente en pacientes con limitación por la vía oral.

Aunque es un fármaco eficaz y de amplio uso, debe emplearse con precaución debido al riesgo poco frecuente pero grave de agranulocitosis. Se recomienda vigilar el recuento leucocitario en tratamientos prolongados o en pacientes inmunodeprimidos. También es importante tener en cuenta la posible hipotensión si se administra de forma rápida por vía intravenosa, por lo que se aconseja infundirlo lentamente y bajo control hemodinámico.

- **Metilprednisolona (Urbasón®, SoluMedrol®, Solumoderin®)**

La metilprednisolona es un fármaco antiinflamatorio y antialérgico perteneciente al grupo de los glucocorticoides, hormonas corticosuprarrenales con potente acción inmunosupresora. Es un derivado sintético de la prednisolona, con una potencia antiinflamatoria superior y menor tendencia a provocar retención hidrosalina.

Presentaciones habituales:

✓ Urbasón® (metilprednisolona sódica succinato): ampollas de 8, 20, 40 y 250 mg.

✓ Solumoderin® o Solu-Medrol®: viales de 40, 125, 500 y 1000 mg.

Su mecanismo de acción consiste en inhibir la liberación de mediadores inflamatorios (como prostaglandinas y leucotrienos) y en reducir la permeabilidad capilar, la respuesta inmune y el edema. Se utiliza en una amplia variedad de procesos: crisis asmáticas, reacciones alérgicas severas, shock anafiláctico, exacerbaciones de EPOC, enfermedades autoinmunes y edema cerebral de origen tumoral o traumático.

• En situaciones críticas, su administración intravenosa permite un efecto rápido, particularmente en dosis altas. Es fundamental ajustar la dosis según la gravedad del proceso y la respuesta del paciente, y reducirla de forma progresiva para evitar la supresión del eje hipotálamo-hipofisario-suprarrenal. Se debe vigilar la glucemia, la presión arterial y el riesgo de infecciones secundarias en tratamientos prolongados o de altas dosis.

• **Metoclopramida (Primperan®)**

La metoclopramida es un fármaco antiemético y procinético perteneciente al grupo de los antagonistas dopaminérgicos. Su mecanismo de acción se basa en bloquear los receptores D2 de dopamina a nivel del centro del vómito (zona gatillo quimiorreceptora) y del tracto gastrointestinal superior, lo que suprime el reflejo del vómito y acelera el vaciamiento gástrico.

Presentación:

Ampolla de 2 ml que contiene 10 mg de metoclopramida.

Está indicado para la prevención y tratamiento de náuseas y vómitos de diversa etiología (postoperatorios, inducidos por fármacos o radioterapia, y trastornos gastrointestinales como gastroparesia o reflujo). Su uso intravenoso o intramuscular en el ámbito hospitalario permite un rápido control sintomático.

Debe emplearse con precaución, ya que puede inducir efectos adversos extrapiramidales, especialmente en niños, ancianos o pacientes tratados con neurolépticos. Entre ellos destacan distonías agudas, discinesias y, en casos excepcionales, crisis convulsivas. También pueden presentarse somnolencia, hipotensión o inquietud. Por ello, su administración debe ser valorada cuidadosamente, evitando el uso prolongado y ajustando la dosis en pacientes con insuficiencia renal o hepática.

- **Midazolam (Dormicum®)**

El midazolam es una benzodiacepina de acción corta con propiedades ansiolíticas, sedantes, hipnóticas, amnésicas y anticonvulsivantes. Actúa potenciando la acción inhibidora del ácido gamma-aminobutírico (GABA) sobre los receptores GABA-A del sistema nervioso central, lo que provoca depresión neuronal y disminución de la excitabilidad cortical.

Presentaciones habituales:

✓ Ampolla de 5 ml que contiene 5 mg de midazolam.

✓ Ampolla de 3 ml que contiene 15 mg de midazolam.

Se utiliza ampliamente en el entorno hospitalario para la sedación consciente o profunda en procedimientos diagnósticos y terapéuticos, la inducción y mantenimiento de la sedoanalgesia en unidades de cuidados intensivos, el control de crisis convulsivas y el manejo del estado epiléptico. También se emplea como premedicación anestésica por su rápido inicio y corta duración de acción.

Debe administrarse con precaución, ajustando la dosis según edad, peso, función hepática y estado clínico del paciente. La administración rápida o en exceso puede causar depresión respiratoria, hipotensión y disminución del nivel de conciencia, especialmente si se asocia con otros depresores del sistema nervioso central (como opiáceos). Se recomienda monitorización cardiorrespiratoria continua durante su uso intravenoso.

- **Naloxona (Naloxone Abelló®)**

La naloxona es un antagonista opiáceo puro que actúa compitiendo con los agonistas opioides por los receptores μ, κ y δ del sistema nervioso central, revirtiendo de forma rápida los efectos depresores producidos por estos fármacos, especialmente la depresión respiratoria. No posee actividad agonista intrínseca, por lo que no provoca efectos opioides.

Presentación:

✓ Ampolla de 1 ml que contiene 0,4 mg de naloxona.

Se utiliza principalmente en el tratamiento de la intoxicación aguda por opiáceos (morfina, heroína, fentanilo, meperidina, entre otros) y en la reversión de la depresión respiratoria inducida por opioides en el contexto postoperatorio o en UCI. Su acción es rápida tras la administración intravenosa, con inicio en menos de 2 minutos y duración de 20 a 90 minutos, lo que puede requerir dosis de repetición o perfusión continua para mantener la reversión clínica.

Debe emplearse con precaución, ya que puede desencadenar síndrome de abstinencia aguda en pacientes dependientes de opioides, caracterizado por agitación, taquicardia, hipertensión y náuseas. También puede causar arritmias o edema pulmonar en casos graves de intoxicación. Se recomienda monitorización cardiorrespiratoria continua durante su administración y ajuste de la dosis según respuesta clínica.

- **Nifedipina (Adalat®)**

La nifedipina es un fármaco antihipertensivo perteneciente al grupo de los antagonistas de los canales de calcio tipo dihidropiridina. Actúa bloqueando la entrada de calcio a nivel de las células del músculo liso vascular, lo que produce vasodilatación arterial periférica y coronaria, disminuyendo la resistencia vascular sistémica y reduciendo la presión arterial.

Presentación:

✓ Cápsula de 10 mg de nifedipina.

Se utiliza en el tratamiento de la hipertensión arterial, la angina de pecho estable y el fenómeno de Raynaud. En el entorno hospitalario, su forma oral de liberación rápida (10 mg) se puede emplear en crisis hipertensivas leves o moderadas, siempre bajo vigilancia médica. Sin embargo, su uso sublingual o por punción de la cápsula está desaconsejado debido al riesgo de hipotensión brusca, taquicardia refleja e isquemia coronaria.

En la práctica clínica, se prefieren las formulaciones de liberación sostenida para el control crónico de la tensión arterial, ya que proporcionan una reducción más progresiva y estable. La nifedipina debe emplearse con precaución en pacientes con insuficiencia cardíaca, estenosis aórtica o hipotensión, y requiere monitorización periódica de la presión arterial y la frecuencia cardíaca.

- **Nimodipino (Nimotop®).**

El nimodipino es un antagonista selectivo de los canales de calcio, perteneciente al grupo de las dihidropiridinas. Posee una elevada afinidad por el tejido cerebral, donde actúa como vasodilatador y anti-vasoconstrictor, mejorando la perfusión cerebral y previniendo el espasmo vascular secundario a la hemorragia subaracnoidea.

Presentación:

✓ Frasco de 50 ml que contiene 10 mg de nimodipino (concentración habitual: 0,2 mg/ml).

Su mecanismo de acción consiste en bloquear la entrada de calcio a las células del músculo liso vascular, evitando la contracción arterial. Esto favorece la vasodilatación cerebral selectiva y mejora el flujo sanguíneo en regiones isquémicas del encéfalo sin alterar de forma significativa la presión arterial sistémica.

La administración se realiza por vía intravenosa en perfusión continua, habitualmente durante el tratamiento de la hemorragia subaracnoidea aneurismática para prevenir el vasoespasmo cerebral. Es esencial controlar la tensión arterial durante la infusión, ya que una administración excesivamente rápida o dosis elevadas pueden provocar hipotensión o taquicardia refleja. Posteriormente, suele continuarse con tratamiento oral durante 7 a 14 días, una vez estabilizado el paciente.

- **Nitroglicerina (Solinitrina®) (Cafinitrina ®)**

La nitroglicerina es un fármaco antianginoso y vasodilatador periférico perteneciente al grupo de los nitratos orgánicos. Actúa liberando óxido nítrico (NO), el cual estimula la guanilato ciclasa en el músculo liso vascular, aumentando los niveles de GMP cíclico e induciendo relajación vascular.

Presentaciones habituales:

✓ Ampolla de 5 ml que contiene 5 mg de nitroglicerina (1 mg/ml).

✓ Ampolla de 10 ml que contiene 50 mg de nitroglicerina (5 mg/ml).

Su efecto principal es la vasodilatación venosa, que reduce la precarga y, en menor medida, la vasodilatación arterial, que disminuye la poscarga. Como resultado, se reduce el consumo miocárdico de oxígeno y mejora la perfusión coronaria. Por ello, se utiliza en el tratamiento de la angina de pecho, el infarto agudo de miocardio, la insuficiencia cardíaca aguda, el edema agudo de pulmón y las crisis hipertensivas.

La administración intravenosa debe realizarse mediante perfusión controlada, titulando progresivamente la dosis para evitar hipotensión brusca, taquicardia refleja o cefalea. La nitroglicerina requiere protección frente a la luz y debe diluirse en soluciones compatibles (habitualmente suero fisiológico o glucosado al 5%) en sistemas de infusión no adsorbentes al PVC.

Su uso prolongado puede inducir tolerancia, por lo que se recomienda mantener periodos libres de nitratos cuando se aplica tratamiento continuo.

- **Nitroglicerina (Cafinitrina ®)**

Combina nitroglicerina (un nitrato vasodilatador) y citrato de cafeína. La nitroglicerina produce vasodilatación venosa y arterial, reduce la precarga y el consumo de oxígeno miocárdico, y alivia la isquemia coronaria. La cafeína tiene un efecto estimulante moderado y vasodilatador coronario, usada en este preparado como coadyuvante.

Indicado en el tratamiento de urgencia de los ataques agudos de "angina de pecho" (dolor opresivo torácico por isquemia coronaria).

Presentación:

1 comprimido recubiertos de 1 mg de nitroglicerina y 25 mg de citrato de cafeína, para administración sublingual.

Vía sublingual: 1 comprimido al inicio de la crisis; Si no cede, puede repetirse cada 10 minutos hasta un máximo de 3–4 comprimidos, siempre según indicación médica.

- **Nitroprusiato sódico (Nitroprusia Fides®)**

El nitroprusiato sódico es un potente vasodilatador mixto, con acción directa tanto sobre el músculo liso arterial como venoso. Pertenece al grupo de los antihipertensivos de acción inmediata y su mecanismo se basa en la liberación de óxido nítrico (NO), que activa la guanilato ciclasa y aumenta los niveles intracelulares de GMP cíclico, provocando relajación vascular generalizada.

Presentación:

✓ Ampolla de 5 ml que contiene 50 mg de nitroprusiato sódico (concentración: 10 mg/ml).

Se utiliza en el tratamiento de urgencias y crisis hipertensivas, insuficiencia cardíaca aguda, edema agudo de pulmón y control intraoperatorio de la presión arterial. Su potente efecto vasodilatador reduce la postcarga y la precarga, disminuyendo el consumo miocárdico de oxígeno y mejorando el rendimiento cardíaco.

La administración debe realizarse exclusivamente por perfusión intravenosa continua, mediante bomba de infusión y con control hemodinámico estrecho. La dilución habitual se realiza en suero glucosado al 5%, y la solución debe protegerse de la luz, ya que se degrada rápidamente formando cianuro y tiocianato.

Su uso prolongado con dosis elevadas puede provocar intoxicación por cianuro, especialmente en pacientes con insuficiencia renal o hepática, por lo que se recomienda limitar su duración y realizar control clínico y analítico periódico (niveles de tiocianato y equilibrio ácido-base).

- **Noradrenalina (Noradrenalina Braun®).**

La noradrenalina (Norepinefrina) es una catecolamina de acción predominante como vasopresor y estimulador cardíaco, utilizada principalmente en situaciones críticas para revertir la hipotensión aguda, especialmente en el contexto de shock séptico, cardiogénico o procedente de anestesia o fármacos. El preparado comercial Noradrenalina Braun® contiene 10 mg por ampolla de 10 ml, formulado para uso intravenoso en perfusión continua bajo monitorización hemodinámica estricta.

Actúa estimulando los receptores alfa1 adrenérgicos produciendo una potente vasoconstricción de los vasos de resistencia y capacitancia, incrementando la presión arterial sistémica. De forma secundaria, estimula los receptores beta1 cardíacos, produciendo un ligero aumento del inotropismo y cronotropismo, aunque este efecto queda limitado en dosis altas por el incremento de poscarga y el reflejo vagal. No presenta actividad significativa sobre los receptores beta2, lo que diferencia su perfil farmacológico de otras catecolaminas.

Desde el punto de vista clínico, la noradrenalina se administra por vía intravenosa exclusiva mediante bomba de perfusión, titulando la dosis según respuesta y parámetros clínicos (tensión arterial, gasto cardíaco, ritmo cardíaco). Es el fármaco de elección en shock séptico y otros cuadros de hipotensión aguda que no responden a la reposición volémica. Está contraindicada en situaciones de hipovolemia no corregida, y debe vigilarse la aparición de arritmias, isquemia periférica o sobrecarga cardíaca.

La noradrenalina es el vasopresor más utilizado hoy en día para sostén hemodinámico en UCI y Urgencias, aportando una acción hipertensiva rápida, potente y ajustable, esencial en el manejo avanzado de estados críticos.

- **Omeprazol (Losec®)**

El omeprazol es un fármaco antisecretor ácido del grupo de los inhibidores de la bomba de protones (IBP), ampliamente utilizado en el tratamiento y prevención de afecciones gástricas asociadas a hiperacidez, como la úlcera péptica, esofagitis por reflujo y profilaxis de hemorragia digestiva.

El preparado Losec® suele encontrarse como vial para administración intravenosa, con 40 mg de omeprazol, indicado especialmente en situaciones hospitalarias que requieren inhibición rápida y sostenida de la secreción gástrica. El mecanismo de acción consiste en inhibir de manera muy selectiva y reversible la bomba de protones (H+/K+-ATPasa) ubicada en la membrana apical de la célula parietal gástrica. Este bloqueo impide el paso final de los protones (H+) hacia el lumen gástrico, reduciendo la formación de ácido clorhídrico de manera eficaz e independiente del estímulo secretor.

El omeprazol es una base débil que se concentra y activa en el ambiente ácido de los canalículos secretores de las células parietales, donde transforma su estructura para unirse de manera covalente e irreversible a la enzima H+/K+-ATPasa. Esto causa la inhibición duradera de la secreción ácida, permitiendo alcanzar una reducción significativa de la acidez gástrica basal y estimulada, así como un control sintomático duradero hasta por 24 horas con una sola administración diaria.

- **Piridoxina (Vitamina B6) (Benadón®)**

La piridoxina, conocida como vitamina B6, es una vitamina hidrosoluble que actúa como cofactor fundamental en numerosas reacciones enzimáticas relacionadas principalmente con el metabolismo de proteínas y aminoácidos. En el organismo, la piridoxina se transforma en sus formas activas, piridoxal-fosfato (PLP) y fosfato de piridoxamina, que intervienen en procesos bioquímicos esenciales como la síntesis de neurotransmisores (serotonina, dopamina, ácido γ-aminobutírico -GABA-), metabolismo de aminoácidos, síntesis de hemoglobina y ácidos nucleicos, así como en la conversión metabólica de triptófano a niacina.

El preparado Benadón® se presenta en ampollas de 2 ml que contienen 300 mg de piridoxina, utilizadas en casos como la intoxicación etílica aguda para corregir deficiencias de vitamina B6 y prevenir complicaciones neurológicas. Además, es empleado para tratar neuropatías periféricas, polineuropatías inducidas por fármacos (como isoniacida), y convulsiones dependientes de piridoxina, especialmente en neonatos o pacientes con trastornos metabólicos específicos.

En intoxicaciones por etanol, la piridoxina contribuye a mejorar el metabolismo neuronal y mitigar los efectos neurotóxicos. Su administración rápida y controlada evita alteraciones en el sistema nervioso central derivadas de la deficiencia, como neuropatías y convulsiones.

- **Propofol (Diprivan®, Ivofol®)**

El propofol es un agente sedante e hipnótico de acción rápida, ampliamente utilizado para la inducción y mantenimiento de la anestesia general, así como para la sedación en unidades de cuidados intensivos y procedimientos diagnósticos o terapéuticos. Se presenta en viales de 50 ml con una concentración de 10 mg/ml.

Farmacológicamente, el propofol es un compuesto lipofílico que atraviesa fácilmente la barrera hematoencefálica y produce un efecto hipnótico potente mediante la modulación positiva de los receptores GABA-A, incrementando la actividad inhibidora del neurotransmisor GABA en el sistema nervioso central. Esto lleva a una rápida inducción de la sedación y amnesia con un inicio operativo entre 30 y 40 segundos tras la administración intravenosa y una duración corta de acción, aproximadamente entre 3 y 8 minutos, lo que permite un control preciso del nivel de sedación.

La administración debe realizarse por vía intravenosa, generalmente en bolo para inducción o en perfusión controlada para sedación mantenida. Se caracteriza por una recuperación rápida y clara tras la suspensión del fármaco debido a su rápida redistribución y metabolismo hepático. Entre los efectos secundarios más frecuentes se encuentran la hipotensión arterial y en algunos casos apnea, por lo que requiere monitorización cardiorrespiratoria continua durante su uso.

El propofol no tiene efecto analgésico intrínseco, por lo que suele combinarse con opioides para procedimientos dolorosos. Se considera un fármaco seguro y efectivo, aunque presenta riesgo de depresión respiratoria intensa si no se utiliza adecuadamente. En la práctica clínica su uso está indicado en anestesia, sedación en UCI y procedimientos invasivos o intervenciones quirúrgicas menores.

- **Ranitidina (Zantac®, Toriol®)**

La ranitidina es un fármaco antisecretor gástrico que actúa como antagonista competitivo y reversible de los receptores H2 de la histamina ubicados en las células parietales del estómago. Al bloquear estos receptores, inhibe tanto la secreción basal como la estimulada de ácido clorhídrico, reduciendo el volumen, la acidez y el contenido de pepsina en el jugo gástrico.

Se encuentra disponible en ampollas de 5 ml con 50 mg para administración intravenosa o intramuscular, facilitando un control rápido de la hipersecreción ácida en situaciones agudas. Clínicamente se utiliza en el tratamiento y profilaxis de enfermedades relacionadas con el exceso de ácido gástrico, como úlceras gástricas y duodenales, esofagitis por reflujo y prevención de úlceras por estrés en pacientes críticos.

La ranitidina presenta una duración de acción relativamente prolongada, con una dosis única de 150 mg capaz de suprimir la secreción ácida hasta por 12 horas. Su metabolismo es hepático parcial y se elimina principalmente por vía renal, por lo que se recomienda ajustar la dosis en pacientes con insuficiencia renal. La ranitidina tiene una menor interacción medicamentosa que otros antagonistas H2, debido a su menor afinidad por el sistema enzimático hepático del citocromo P450.

Aunque ha sido ampliamente utilizado, en la actualidad ha sido desplazada en muchos protocolos por los inhibidores de la bomba de protones (como omeprazol), que muestran mayor eficacia en el control de enfermedades ácido-pépticas. Sin embargo, la ranitidina sigue siendo útil en ciertas indicaciones gracias a su perfil farmacodinámico y farmacocinético.

- **Salbutamol (Ventolin®)**

El salbutamol es un broncodilatador agonista selectivo de los receptores beta-2 adrenérgicos del músculo liso bronquial. Su acción produce la relajación de la musculatura lisa de las vías respiratorias, facilitando la apertura de los bronquios, lo que alivia el broncoespasmo característico de enfermedades como el asma, la bronquitis crónica y la enfermedad pulmonar obstructiva crónica (EPOC).

Mecanismo de acción: El salbutamol se une a los receptores $\beta2$ adrenérgicos, activando la adenilciclasa que incrementa los niveles de AMP cíclico intracelular. Este aumento reduce la concentración de calcio intracelular, inhibiendo la contracción del músculo liso bronquial y produciendo broncodilatación. Además, disminuye la liberación de mediadores inflamatorios por mastocitos y eosinófilos, reduce la fuga microvascular que causa edema y aumenta el transporte mucociliar facilitando la eliminación de secreciones.

Formulaciones y dosis habituales:

✓ Inhalador: 1 frasco con 200 inhalaciones, 0,1 mg por dosis.

✓ Solución para aerosol (nebulización): envase de 10 ml con 5 mg/ml.

✓ Ampollas inyectables: 1 ml con 0,5 mg, para administración subcutánea, intramuscular o intravenosa bajo supervisión.

La duración de la acción broncodilatadora es corta, aproximadamente de 4 a 6 horas, por lo que su administración se puede repetir según indicación médica. En casos de crisis asmáticas severas, se usan las formas nebulizadas o inyectables para un efecto rápido y potente.

Salbutamol es uno de los broncodilatadores de rescate más utilizados y debe emplearse conforme a las guías clínicas, considerando precauciones en pacientes con enfermedades cardíacas o que usen bloqueadores beta no selectivos.

- **Succinilcolina (Mioflex®, Anectine®)**

La succinilcolina, también conocida como cloruro de suxametonio, es un relajante neuromuscular despolarizante de acción ultracorta. Es un análogo de la acetilcolina que actúa uniéndose a los receptores nicotínicos en la placa motora terminal del músculo esquelético, provocando una despolarización inicial que produce fasciculaciones musculares seguidas de una parálisis flácida debido a la persistencia de la despolarización.

Presentaciones:

✓ Ampolla de 2 ml con 100 mg

✓ Ampolla de 10 ml con 500 mg

El inicio de la acción rápida es, con efecto máximo entre 30 y 60 segundos tras administración intravenosa, y una duración corta, generalmente de 3 a 5 minutos. Esta característica la hace ideal para facilitar la intubación orotraqueal en anestesia y para procedimientos que requieren relajación muscular breve.

Se administra por vía intravenosa o intramuscular, siendo importante no superar dosis totales de 150 mg en una única administración. Puede utilizarse en perfusión intravenosa para procedimientos prolongados, aunque esto es menos frecuente debido a su corta duración y riesgo de efectos adversos.

Entre las precauciones destaca el riesgo de hiperpotasemia severa, particularmente en pacientes con quemaduras, traumatismos graves, enfermedades neuromusculares o miopatías, así como la posibilidad de provocar hipertermia maligna, una reacción grave que requiere vigilancia estrecha. Otros efectos secundarios incluyen aumento de la presión intraocular y presiones intragástricas, dolor muscular postoperatorio y fasciculaciones iniciales.

- **Sulfato de magnesio (Sulmetín®)**

El sulfato de magnesio es un fármaco ampliamente utilizado en el tratamiento de las convulsiones asociadas a la toxemia gravídica (preeclampsia y eclampsia) como anticonvulsivante de elección.

Presentación:

✓ Ampollas de 10 ml que contienen 1,5 g de sulfato de magnesio.

Su mecanismo principal es la estabilización de la membrana neuronal, la reducción de la excitabilidad neuromuscular y el bloqueo de la transmisión sináptica, lo que previene la aparición y recurrencia de crisis convulsivas en pacientes con toxemia gravídica. Además, el sulfato de magnesio es el tratamiento de primera línea en la arritmia ventricular denominada Torsade de Pointes (taquicardia ventricular polimórfica), donde actúa prolongando la repolarización del miocardio y estabilizando la actividad eléctrica cardíaca.

El esquema habitual de administración en convulsiones por toxemia gravídica suele incluir un bolo inicial intravenoso de 4 a 6 g administrado lentamente en 15 a 20 minutos, seguido de una perfusión continua de 1 a 2 g por hora durante 24 a 48 horas postparto, ajustando dosis según la función renal y los niveles plasmáticos de magnesio. La monitorización clínica incluye la vigilancia de los reflejos osteotendinosos, la frecuencia respiratoria, la producción urinaria y signos de toxicidad por magnesio (por ejemplo, depresión respiratoria).

En caso de intoxicación o hipermagnesemia, el gluconato de calcio intravenoso es el antídoto específico para revertir los efectos adversos. El sulfato de magnesio ha demostrado reducir la morbimortalidad materna y neonatal, siendo fundamental en el manejo de estas patologías obstétricas críticas.

- **Tiamina (Vitamina B1) (Benerva®).**

La tiamina es una vitamina hidrosoluble que forma parte del complejo B, fundamental en el metabolismo energético del organismo. Participa en la transformación de los hidratos de carbono en energía, necesaria para el funcionamiento del sistema nervioso, músculos y corazón. Su función principal es actuar como coenzima en reacciones enzimáticas clave, como la descarboxilación de alfa-cetoácidos, incluyendo el piruvato y el α-cetoglutarato, en el ciclo de Krebs, facilitando la producción de ATP y evitando la acumulación de ácido láctico en procesos anaeróbicos.

Indicaciones clínicas: Se emplea en la prevención y tratamiento de déficits de vitamina B1, especialmente en condiciones de mala absorción, dietas inadecuadas, alcoholismo crónico, enfermedades hepáticas, neuropatías, y en lesiones metabólicas como el beriberi, la enfermedad de Wernicke y el síndrome de Korsakoff, especialmente en pacientes alcohólicos y en situaciones de estrés metabólico.

Formas de administración: La tiamina se administra habitualmente en forma inyectable (ampollas de 1 ml con 100 mg de tiamina hidrocloruro) vía intramuscular o intravenosa en el ámbito hospitalario, con pautas específicas según la situación clínica.

- **Tiopental sódico (Tiopental®).**

El tiopental sódico es un barbitúrico de acción ultracorta utilizado principalmente como agente anestésico intravenoso para la inducción rápida y mantenimiento de anestesia general en procedimientos quirúrgicos breves. Actúa potenciando la acción inhibidora del neurotransmisor GABA sobre los receptores GABA-A del sistema nervioso central, lo que aumenta la conductancia de cloruro y produce hiperpolarización neuronal, disminuyendo la excitabilidad del SNC y provocando sedación, hipnosis y pérdida del conocimiento.

Se presenta en viales con dosis de 0,5 a 1 g para solución inyectable intravenosa y debe administrarse cuidadosamente en dosis calculadas según el peso y la condición clínica del paciente. El inicio de acción es muy rápido, en segundos, con una duración corta, de aproximadamente 5 a 10 minutos, gracias a su alta liposolubilidad que facilita la rápida penetración en el SNC y la redistribución a tejidos periféricos, principalmente el tejido adiposo.

Además de su uso en anestesia, el tiopental sódico tiene propiedades anticonvulsivantes que lo hacen útil para el control de estados convulsivos y convulsiones refractarias, y puede utilizarse para inducir comas barbitúricos en casos de lesión cerebral traumática con hipertensión intracraneal.

Entre los efectos adversos destacan la depresión respiratoria, hipotensión arterial dependiente de la dosis, laringoespasmo y broncoespasmo en algunos casos. Su uso en pacientes con hipovolemia o shock requiere especial precaución para evitar un colapso cardiovascular. Se debe monitorear estrechamente la función cardiorrespiratoria durante su uso.

- **Tramadol (Adolonta®)**

El tramadol es un analgésico opiáceo sintético de acción central con un mecanismo de acción dual. Actúa como agonista de los receptores opioides μ (mu), δ (delta) y κ (kappa), con mayor afinidad por los receptores μ, modulando la percepción y transmisión del dolor en el sistema nervioso central. Además, inhibe la recaptación de neurotransmisores como la noradrenalina y la serotonina, potenciando la analgesia por vías no opioides.

Se presenta en ampollas de 2 ml que contienen 100 mg para administración parenteral (intravenosa, intramuscular o subcutánea). El tramadol es eficaz para el tratamiento del dolor de intensidad moderada a severa, incluyendo el dolor agudo postoperatorio, el dolor neuropático y el dolor crónico relacionado con afecciones como osteoartritis o cáncer. Su potencia analgésica es aproximadamente una sexta a una décima parte de la morfina, pero con menos riesgo de depresión respiratoria.

Efectos secundarios comunes incluyen náuseas, vómitos, mareos, somnolencia y estreñimiento. Puede inducir convulsiones, especialmente en pacientes con predisposición, y existe riesgo de síndrome serotoninérgico al combinarse con otros fármacos que actúan sobre la serotonina. Las dosis y forma de administración deben ajustarse al contexto clínico, con cuidadosa monitorización y vigilancia de interacciones farmacológicas.

- **Urapidilo (Elgadil®).**

El urapidilo es un fármaco antihipertensivo que actúa mediante un mecanismo dual. Por un lado, es un antagonista selectivo de los receptores alfa-1 adrenérgicos postsinápticos periféricos, lo que provoca vasodilatación arterial y reducción de la resistencia vascular periférica. Por otro lado, a nivel central, modula la presión arterial mediante la estimulación de los receptores serotoninérgicos 5-HT1A y la inhibición de los receptores alfa-1 adrenérgicos, reduciendo el tono simpático sin que se produzca un aumento reflejo de la frecuencia cardíaca.

Esta doble acción permite una reducción eficaz y sostenida de la tensión arterial sistólica y diastólica en diversas posiciones y situaciones (reposo, esfuerzo, decúbito), sin comprometer el gasto cardíaco ni inducir taquicardia refleja, un efecto frecuente en otros vasodilatadores. Además, el urapidilo no afecta la tasa de secreción de renina ni aldosterona y no altera el equilibrio hidroelectrolítico ni el metabolismo de lípidos y glucosa, manteniendo una buena tolerabilidad en tratamientos prolongados.

Se administra en forma de solución inyectable, con presentación habitual de 10 ml que contiene 50 mg. Está indicado para el tratamiento de crisis hipertensivas, hipertensión perioperatoria especialmente en neurocirugía y cirugía cardíaca, y situaciones que requieran un control rápido pero estable de la presión arterial. Su inicio de acción es rápido (3 a 5 minutos) y la duración moderada (4 a 6 horas), lo que permite un manejo flexible en unidades hospitalarias y cuidados críticos.

- **Valproato sódico (Depakine inyectable®)**

El valproato sódico es un antiepiléptico de amplio espectro con diversas acciones farmacológicas que contribuyen a su eficacia en el control de múltiples tipos de crisis epilépticas. Se presenta en viales de 4 ml que contienen 400 mg para administración parenteral, indicado para el tratamiento de crisis convulsivas, incluyendo crisis generalizadas, parciales, mioclónicas y de ausencia.

Mecanismo de acción: El valproato sódico potencia la acción del neurotransmisor inhibidor GABA incrementando su concentración cerebral mediante la inhibición de la enzima GABA transaminasa y la recaptación neuronal de GABA. Además, bloquea los canales de sodio dependientes de voltaje, estabilizando así las membranas neuronales y reduciendo la excitabilidad anormal que desencadena las crisis. También modula los niveles de neurotransmisores excitatorios como el glutamato, contribuyendo a un efecto anticonvulsivante integral.

Indicaciones clínicas: Está indicado para el tratamiento de la epilepsia en todas sus formas, incluyendo crisis tonicoclónicas generalizadas, crisis parciales, crisis de ausencia y mioclónicas. Además, se utiliza para el tratamiento del trastorno bipolar, prevención de migrañas y ciertos trastornos neurológicos.

Administración y dosis: La dosis inicial y los ajustes deben basarse en la respuesta clínica y el peso del paciente, con incrementos graduales para minimizar efectos adversos. En administración intravenosa, se recomienda un control estrecho para evitar efectos secundarios, siendo necesario monitorizar niveles séricos en caso de tratamiento prolongado o politerapia.

Los efectos secundarios comunes incluyen náuseas, vómitos, somnolencia, temblor y aumento de peso. Se deben vigilar signos de toxicidad hepática, pancreatitis, alteraciones hematológicas y posibles efectos cognitivos, especialmente en tratamientos a largo plazo.

- **Vecuronio (Norcuron®)**

El vecuronio es un relajante neuromuscular no despolarizante que actúa como antagonista competitivo de los receptores nicotínicos de acetilcolina situados en la unión neuromuscular, específicamente en la placa motora del músculo estriado. Al bloquear la unión de la acetilcolina sin activar el receptor, inhibe la transmisión del impulso nervioso, produciendo una parálisis flácida del músculo esquelético sin provocar fasciculaciones musculares a diferencia de los agentes despolarizantes como la succinilcolina.

Se presenta en viales de 10 ml con 10 mg de bromuro de vecuronio para administración intravenosa. El inicio de acción ocurre entre 1 y 3 minutos después de la administración intravenosa, con una duración clínica de relajación muscular de aproximadamente 35 a 45 minutos. Es ampliamente utilizado como coadyuvante en anestesia general para facilitar la intubación traqueal y para lograr la relajación de la musculatura esquelética durante cirugías y procedimientos invasivos.

El vecuronio no produce bloqueo ganglionar ni efectos vagolíticos significativos, y se metaboliza principalmente en el hígado con eliminación biliar. Se debe usar con precaución en pacientes con insuficiencia hepática o renal y monitorizar la función neuromuscular para evitar parálisis residual. Sus efectos secundarios incluyen hipotensión, taquicardia, broncoespasmo ocasional y posible depresión respiratoria.

- **Verapamilo (Manidón®).**

El verapamilo es un fármaco antianginoso, antihipertensivo y antiarrítmico de tipo IV que actúa como antagonista de los canales lentos de calcio tipo L en membranas celulares del músculo cardíaco, células del sistema de conducción cardíaca y músculo liso vascular. Esta inhibición reduce la entrada de calcio intracelular, clave en la contracción muscular, disminuyendo tanto la contractilidad miocárdica (efecto inotrópico negativo) como la frecuencia cardíaca y la velocidad de conducción auriculoventricular.

El verapamilo produce vasodilatación arterial, especialmente en arteriolas periféricas, lo que genera una reducción de la resistencia vascular sistémica y, por tanto, de la presión arterial sistólica y diastólica. Esto disminuye la poscarga y reduce el consumo de oxígeno del miocardio, mejorando la perfusión coronaria y aliviando la angina de pecho.

Como antiarrítmico, el verapamilo es eficaz en el control de taquiarritmias supraventriculares paroxísticas (PSVT), fibrilación auricular y flutter auricular, debido a su capacidad para disminuir la conducción y prolongar el periodo refractario en el nodo auriculoventricular (AV). Este efecto ayuda a controlar la frecuencia ventricular en arritmias supraventriculares, sin afectar los canales de sodio ni las arritmias ventriculares.

La presentación habitual es en ampollas de 2 ml con 5 mg para administración intravenosa, con un efecto rápido que se manifiesta en minutos y una duración que varía según la formulación, entre minutos para la vía parenteral y horas en formulaciones orales o retardadas. El verapamilo se metaboliza en el hígado y se elimina principalmente por vía renal.

Los efectos secundarios frecuentes incluyen hipotensión, bradicardia, bloqueo AV y estreñimiento. Se debe tener precaución al administrar con otros fármacos que afecten la conducción cardíaca, especialmente betabloqueantes, para evitar bloqueos auriculoventriculares de segundo o tercer grado.

- **Cristaloides: tipos, características y precauciones**
  Suero fisiológico 0.9%

  ✓ Tipo: Isotónico con respecto al plasma.

  ✓ Composición: Contiene sodio y cloro en equilibrio similar al plasma.

  ✓ Precaución: Contiene cloro libre. La administración excesiva o en grandes volúmenes puede desencadenar hipercloremia, lo que puede inducir acidosis metabólica.

✔ Metabolismo: Se mantiene poco tiempo en el torrente sanguíneo debido a la rápida distribución entre los compartimentos intracelular y extracelular.

Suero glucosado 5%

✔ Tipo: Hipertónico inicialmente, pero en el torrente sanguíneo se comporta como hipotónico cuando la glucosa es metabolizada.

✔ Uso: Se utiliza para aportar calorías y agua libre; adecuado para la reposición hídrica combinada con aporte energético.

✔ Precaución: Puede inducir hiperglucemia si se administra en exceso o en pacientes diabéticos.

Ringer lactato

✔ Tipo: Solución isotónica.

✔ Composición: Contiene sodio, cloro, potasio, calcio y lactato.

✔ Precaución: Contiene potasio, por lo que debe ser evitado o usado con precaución en pacientes con hiperpotasemia o riesgo de hiperpotasemia.

Glucosalino 3,3%

✔ Tipo: hipotónico.

✔ Uso: Mezcla equilibrada de glucosa y sales, utilizada para rehidratación y aporte energético combinado.

Cloruro sódico al 5-20%

✔ Tipo: Hipertónico.

✔ Efecto: Deshidrata las células al movilizar agua desde el interior celular al espacio intravascular.

✓ Precaución: Su uso debe ser monitoreado para evitar desequilibrios osmóticos que pueden dañar los tejidos.

Cloruro sódico al 0,45%

✓ Tipo: Hipotónico.

✓ Efecto: Facilita el paso de agua desde el espacio intravascular hacia el interior celular.

✓ Uso: Se utiliza en la corrección de estados de deshidratación intracelular.

Suero glucosado 10-50%

✓ Tipo: Hipertónico.

✓ Precaución: Riesgo de hiperglucemia cuando se administra en grandes volúmenes o en pacientes con alteraciones del metabolismo glucídico.

- **Coloides (Expansores del Plasma)**

Los coloides son soluciones que contienen moléculas grandes, como proteínas o polímeros, que permanecen en el espacio intravascular durante mucho más tiempo que los cristaloides debido a su elevado peso molecular. Esto les permite ejercer una presión oncótica significativa, lo cual atrae agua desde el espacio intersticial hacia el espacio intravascular, promoviendo una expansión efectiva y sostenida del volumen plasmático.

Tipos principales y características:

Seroalbúmina (Albúmina humana Behring®):

Se presenta en frascos de 10 ml (2 g), 50 ml (10 g) y 100 ml (20 g). Es un coloide natural que se usa especialmente en pacientes con hipoalbuminemia para restaurar la presión oncótica plasmática y corregir la hipovolemia. Su efecto expansivo es potente y prolongado debido a la alta afinidad de la albúmina por el agua intravascular.

- **Coloides sintéticos (Gelafundina®, Hemoce®, Expafusin®, Elhoes®):**

Están compuestos por macromoléculas de gelatina o almidones hidroxietilados. Su acción es rápida; sus moléculas absorben agua y aumentan el volumen plasmático con dosis relativamente pequeñas. Debido a su peso molecular variable, la duración de su efecto puede variar; generalmente son soluciones de acción más corta que la albúmina. Pueden aumentar la presión arterial de manera efectiva y mejorar la microcirculación.

- **Hemoderivados**

Estos productos provienen de la sangre y se utilizan para restaurar componentes específicos cuando hay pérdidas sanguíneas o alteraciones hematológicas.

✓ Concentrado de hematíes: Para tratar la anemia y mejorar la capacidad de transporte de oxígeno.

✓ Plasma fresco congelado: Aporta factores de coagulación y proteínas plasmáticas, útiles en coagulopatías.

✓ Plaquetas: Indicadas en trombocitopenias o disfunción plaquetaria.

✓ Crioprecipitados: Ricos en factores de coagulación como fibrinógeno, factor VIII y von Willebrand, usados en hemofilia y otras deficiencias específicas.

Precauciones

✓ Monitorizar la temperatura antes y después de administrar hemoderivados para evitar reacciones adversas.

✓ Vigilancia estricta en pacientes con riesgo de sobrecarga circulatoria, insuficiencia renal o cardíaca.

CAPÍTULO XIII

EQUILIBRAR...

Equilibrar es algo más que mantener cifras dentro de un rango; es sostener la armonía de la vida en medio del caos fisiológico. En cuidados críticos, todo es equilibrio: entre líquidos y electrolitos, calor y frío, oxígeno y dióxido de carbono. Pero si hay un acto que simboliza con exactitud esa búsqueda constante, es el equilibrio hídrico.

El cuerpo humano es un laboratorio de precisión. Más del 60 % de su composición es agua, y de su regulación depende la función celular, la perfusión tisular y el metabolismo. En nuestros pacientes, esa delicada proporción se altera fácilmente —por fiebre, diuréticos, hemorragias o desnutrición—, y entonces empieza el desafío: devolver el equilibrio, sin pasarse ni quedarse corto.

El arte de medir lo invisible

El equilibrio hídrico se define como la diferencia entre los aportes y las pérdidas de agua en un paciente a lo largo de un período concreto, normalmente 24 horas.

Son cifras, sí, pero detrás de cada número hay decisiones clínicas de enorme impacto. El médico ajustará la fluidoterapia, la diuresis o incluso el tratamiento farmacológico en función de los datos que proporcionan las enfermeras.

Por eso es imprescindible que todos utilicemos criterios homogéneos y basados en la evidencia científica: qué se incluye, qué se resta y qué se considera pérdida insensible. Una diferencia mal interpretada puede significar la sobrecarga de un corazón frágil o la deshidratación de un riñón que aún lucha por mantenerse funcional.

Entradas: el agua que llega

Entran más líquidos de los que imaginamos. Cada fuente cuenta:

- Ingesta oral: agua, infusiones, sopas o alimentos semiacuosos.
- Nutrición enteral (VO o por sonda gástrica o transpilórica) y parenteral (IV).
- Fluidos endovenosos: sueros, transfusiones, medicación diluida.
- Hemoderivados: concentrados de hematíes, plasma, plaquetas.
- Agua endógena: resultado de procesos metabólicos durante la oxidación de los nutrientes.

Esa agua endógena, invisible pero constante, representa unos 250–300 ml al día en un adulto de 70 kg con metabolismo basal normal. Es la contribución interna, el pequeño recordatorio de que el cuerpo también se autoabastece. Es aquella que el organismo produce internamente como resultado de las reacciones metabólicas, principalmente la oxidación de nutrientes como carbohidratos, grasas y proteínas. Esta formación de agua no proviene directamente de la ingesta de líquidos o alimentos, sino del proceso metabólico que ocurre durante la digestión y el aprovechamiento energético de los nutrientes

Incluso el oxígeno humidificado administrado al paciente suma, ya que la humedad del gas inhalado forma parte del total de aportes.

Salidas: el agua que se escapa

Por el otro lado, el cuerpo libera agua de múltiples formas:

- Diuresis: el principal mecanismo regulador.
- Heces y vómitos.
- Drenajes y aspiraciones.
- Pérdidas por fiebre: se incrementan hasta 200–300 ml/día por cada grado de temperatura corporal.
- Pérdidas insensibles: aquellas que no pueden medirse directamente, como la evaporación cutánea o respiratoria.

En un adulto de 70 kg, las pérdidas insensibles ascienden a aproximadamente 1 litro diario. En los pacientes ventilados de forma mecánica, estos son la mitad (unos 500 ml), porque casi la mitad del agua perdida por la respiración se conserva gracias a la humidificación del circuito del respirador y el aire espirado.

Nutrir para equilibrar

En los pacientes críticos, la nutrición no es solo un soporte: es un tratamiento. El cuerpo enfermo consume reservas con rapidez, y la inercia metabólica puede transformarse en desnutrición en pocos días.

Siempre que sea posible, la vía enteral (digestiva) debe ser la primera opción. Alimentar el tubo digestivo mantiene su integridad mucosa y previene la translocación bacteriana que puede dar lugar a infecciones graves y sepsis. Si el paciente puede ingerir alimentos por boca (VO), se intenta reintroducirlos progresivamente. Si no, y no existe íleo paralítico ni riesgo de aspiración, se utilice una sonda nasogástrica o tras pilórica.

Diversos estudios y ensayos clínicos demuestran una verdad contundente: los pacientes críticos alimentados de forma enteral presentan una menor mortalidad y menos complicaciones infecciosas que aquellos cuya única fuente de aporte es la nutrición parenteral.

Nutrición parenteral: cuando el sistema digestivo calla

La nutrición parenteral (NTP) consiste en administrar directamente los nutrientes al torrente sanguíneo. No requiere absorción intestinal ni tránsito digestivo, pero sí un control riguroso.

Se clasifica en dos tipos principales:

• De baja osmolaridad: se puede infundir por vía venosa periférica. Contiene soluciones menos concentradas de glucosa, lípidos y aminoácidos.

• De alta osmolaridad: requiere una vía central (como la subclavia o la yugular interna), ya que la alta concentración de solutos podría dañar las venas periféricas.

La parenteral total es una herramienta vital cuando el tubo digestivo no puede utilizarse, pero mantenerla más tiempo del necesario puede producir complicaciones metabólicas (hiperglucemia, alteraciones electrolíticas, colestasis o sobrecarga hepática). Por eso, el objetivo de la enfermería es siempre favorecer el retorno precoz a la vía enteral.

Agua, equilibrio y propósito

Cada turno en la UCI se convierte en una coreografía precisa de entradas y salidas. Cuantificar, registrar, corregir. Pero detrás de cada mililitro anotado hay una decisión clínica y un principio de cuidado.

Equilibrar a un paciente no es solo mantener la homeostasis; es escuchar lo que el cuerpo dice en el lenguaje del agua. Un exceso puede ahogarlo; un déficit, secarlo. Ambas cosas lo alejan de la vida.

Mientras anotaba el balance de Kate, pensaba en esa exactitud que iba más allá de los números. Porque equilibrar, en el fondo, es cuidar con medida, sin sobrar ni faltar, reconociendo que el cuerpo —como la mente y la emoción— necesita recuperar la proporción para sanar.

El equilibrio, pensé, no se mide solo en mililitros, sino en la serenidad con que cada sistema vuelve, poco a poco, a su punto justo.

CAPÍTULO XIV

CUIDAR...

Cuidar no es simplemente hacer. Cuidar es estar, acompañar, percibir lo que las máquinas no miden ni los protocolos contemplan. Los cuidados que realizamos a Kate eran críticos, sí, pero también profundamente humanos. En la UCI, cada gesto técnico —una aspiración, un cambio postural, una curación— solo cobra sentido cuando está mediado por un vínculo. *Sin esa relación enfermera-paciente, dejaría de ser cuidado para convertirse en mera ejecución técnica.*

Porque no es lo mismo pensar que actuar; Pensar nos previene de la rutina, de automatizar lo que debería ser consciente. Así de única y delicada es nuestra labor: técnica precisa, pero también presencia emocional.

El valor de la observación: cada vida, una historia

En el box contiguo al de Kate ingresó un joven de unos 25 años, víctima de una intoxicación por humo en un incendio industrial. Las llamas habían devorado parte del edificio y los gases tóxicos, invisibles, habían hecho lo suyo. Lo rescataron a tiempo, le administraron oxígeno (O_2), antídoto clásico frente a la intoxicación por monóxido de carbono (CO), un gas que desplaza al oxígeno de la hemoglobina, formando carboxihemoglobina, incapaz de transportar O_2.

Pero el verdadero giro de su recuperación llegó con la administración de hidroxocobalamina (Vitamina B12a), el antídoto del cianuro (CN). En muchos incendios, la combustión de materiales sintéticos —plásticos, espumas, muebles— libera cianuro de hidrógeno (HCN), un veneno que bloquea la cadena respiratoria mitocondrial. La hidroxocobalamina se une al cianuro formando una molécula inocua (cianocobalamina) que se elimina por la orina. Es el tipo de dato que no se olvida, porque una intervención adecuada marca toda la diferencia. Ese día, la ciencia y el cuidado salvaron dos vidas: la del joven, y la del que se atrevió a pensar más allá del protocolo.

Entre el frío y la esperanza: la hipotermia terapéutica

Ese mismo turno ingresó otro hombre, víctima de una parada cardiorrespiratoria (PCR) debida a fibrilación ventricular. Lo habían reanimado con éxito, pero para proteger su cerebro se inició la hipotermia terapéutica (HT), un procedimiento que consiste en bajar la temperatura corporal controladamente con el objetivo de "ralentizar" el metabolismo cerebral.

Al disminuir la temperatura, se reducen las necesidades de oxígeno de las células neuronales, se preserva el tejido sano y se limitan los daños por reperfusión. Durante años fue una herramienta de esperanza. Sin embargo, recientes estudios multicéntricos —y así lo reflejan algunos artículos que leí recientemente— concluyen que no existen diferencias estadísticamente significativas en el pronóstico neurológico entre aplicar HT y mantener una temperatura normotérmica controlada. Paradojas de la vida.

Por eso, las actuales recomendaciones del ERC (European Resuscitation Council) han evolucionado hacia un concepto más amplio: manejo dirigido de la temperatura (TTC, Target Temperature Control), donde la hipotermia profunda se reemplaza por el objetivo de mantener una temperatura estable en torno a 36 °C, evitando tanto la hipotermia no controlada como la hipertermia.

Cuidados posreanimación y situaciones especiales

Según las últimas normas ERC, en los cuidados posreanimación o en lo que algunos autores llaman "RCP prolongada", las estrategias de intervención se amplían con los siguientes pilares:

•   Cateterismo coronario urgente (ICP): especialmente tras una parada extrahospitalaria de causa cardíaca. Restaurar el flujo coronario precozmente mejora la supervivencia y el estado neurológico final.

•   Manejo de la temperatura corporal: objetivo de 36 °C, evitando oscilaciones bruscas.

•   Prevención de la hipertermia: incluso un leve aumento de temperatura tras la reanimación puede agravar el daño cerebral isquémico.

La fiebre en estos pacientes no siempre es signo de infección. A menudo, es consecuencia de la disfunción del centro regulador de la temperatura (tronco del encéfalo y el hipotálamo), especialmente tras un traumatismo craneoencefálico (TCE) o una hipoxia cerebral prolongada.

El efecto del agua: el cuidado físico y humano

En esos casos, los medios físicos son una herramienta sencilla y eficaz para mantener la temperatura bajo control. No se trata solo de bajar grados, sino de hacerlo con prudencia, sin invadir más de lo necesario.

Las compresas de agua del grifo colocadas en determinados puntos anatómicos donde discurren grandes vasos – axilas, ingles, cuello – facilitan la pérdida de calor. También me gusta colocar una en el frente; no tanto por su efecto fisiológico, sino porque transmite calma.

Cada hora, las retiro, las aclaro y las vueltas a colocar. Es un rito que alterna la técnica con el gesto. Mientras el agua tibia toca la piel del paciente, uno siente que está cuidando algo más que un cuerpo: cuida el equilibrio térmico de una vida que aún quiere quedarse.

No hace falta un arsenal farmacológico para cada signo. A veces, basta la inteligencia del cuerpo y la observación atenta. En el caso de hipertermia de origen central, el uso de antibióticos o antitérmicos no tiene efecto, y en cambio puede agregar más carga medicamentosa a un organismo ya exhausto.

Por eso, cuidar implica discernir, elegir con criterio, y confiar en los medios más simples cuando la ciencia los respalda.

La esencia del cuidado

Cuidar no es solo mantener las constantes dentro de rango; es mantener el alma del oficio dentro del cuerpo que trabaja. Es pensar, actuar, tocar, mirar y volver a pensar.

Kate seguía mejor, y yo, entre compresas, monitores y artículos de actualización, comprendía cada vez más que *cuidar es el verbo más completo de la enfermería:* conjuga el conocimiento, la técnica, la empatía y la atención plena.

Cuidar —en su acepción más pura— consiste en mantener la vida, en todas sus formas, incluso cuando esa vida aún duda si volver completamente o no.

CAPÍTULO XV

SER ETERNOS...

En la UCI aprendemos pronto que la frontera entre la vida y la muerte no es una línea nítida, sino una zona gris donde todavía habita el cuidado. No todos los pacientes que ingresan salen vivos, y no todos los que sobreviven regresan iguales.

La enfermedad crítica deja huellas que se ven —cicatrices, debilidad muscular— y otras que no se ven: el miedo, la pérdida de sentido, la vulnerabilidad recién descubierta. Estar en cuidados intensivos deteriora, marca y transforma.

Algunos se apagan lentamente, pese a todos los esfuerzos. Y otros, sin embargo, se vuelven eternos.

Este grupo último pertenece a quienes, tras alcanzar una muerte biológica o encefálica irreversible, ofrecen una nueva posibilidad de vida a otros a través de la donación de órganos. En ellos, el cuerpo cesa su diálogo con la conciencia, pero la generosidad continúa siendo lenguaje.

El silencio absoluto: diagnóstico de muerte encefálica

Determinar la muerte encefálica es un proceso clínico riguroso y ético, que requiere certeza, objetividad y respeto. Solo puede certificarse cuando se cumplen unos criterios específicos y repetidos, bajo condiciones controladas.

Antes de comenzar las pruebas, deben garantizarse ciertas premisas:

• Temperatura corporal mínima: ≥ 36,5 °C. La hipotermia puede simular muerte cerebral, ya que deprime los reflejos neurológicos y la actividad eléctrica.

• Tensión arterial y oxigenación adecuada: preservan el flujo sanguíneo cerebral residual para no falsear resultados.

• Ausencia de fármacos depresores del sistema nervioso central: sedantes, barbitúricos o relajantes musculares pueden interferir con la evaluación.

Solo entonces se procederá a valorar los signos clínicos de disfunción completa e irreversible del tronco encefálico, el órgano que mantiene los reflejos vitales más primitivos.

Los reflejos del tronco cerebral: apagarse por completo

Cada reflejo explorado es una ventana que se cierra. Su ausencia confirma la desconexión total entre cerebro y cuerpo.

Las pruebas que integran el examen de muerte encefálica son:

• **Reflejos mesencefálicos:**

Pupilas midriáticas y arreactivas a la luz. No hay respuesta al estímulo luminoso. El mesencéfalo, que controla la reactividad pupilar, ha cesado su función.

- Reflejo oculo-cefalico (de tallo cerebral o "ojos de muñeca"):

Al girar la cabeza bruscamente hacia un lado, los ojos del paciente mantienen su posición fija, en lugar de acompañar el movimiento. Su ausencia indica daño del mesencéfalo y el puente de Varolio.

- Reflejo corneal (pontino):

Al estimular la córnea con una torunda estéril, el ojo no parpadea. La ausencia de esa mínima defensa ocular marca el silencio funcional del puente.

- Reflejo nauseoso (bulbar):

Al mover el tubo endotraqueal o tocar la pared faríngea, el paciente no muestra arcada. El centro bulbar responsable del reflejo está inactivo.

- Reflejo vasopresor – prueba de la atropina:

Se administra atropina y la frecuencia cardiaca no se incrementa más del 10 % respecto al valor basal. Esto indica pérdida del control autónomo central.

- Reflejo respiratorio – prueba de apnea:

Con controles de seguridad previos, se desconecta momentáneamente al paciente del respirador, manteniendo la oxigenación basal. El aumento de la presión parcial de dióxido de carbono (PCO_2) en sangre —que en condiciones normales estimularía.

Cuando todos estos reflejos faltan y se confirman en una segunda exploración por un equipo independiente, la muerte encefálica se diagnostica de manera concluyente.

Muerte encefálica: el instante del tránsito

Ese momento es solemne. Técnicamente, el corazón puede seguir latiendo gracias al soporte ventilatorio y hemodinámico, pero sin el cerebro ya no existe integración vital. Las células aún viven; la persona ya no.

Es entonces cuando la palabra eternidad quiere otro sentido. Porque en el contexto de la donación, el cuerpo se convierte en puente.

El latido que ya no pertenece al donante pronto sostendrá otra vida. Es una forma pura de trascendencia biológica y humana.

Desde enfermería, acompañamos ese proceso con una mezcla de respeto, precisión y ternura. Retirar los dispositivos innecesarios, mantener la piel limpia, humidificar los labios, controlar la temperatura y la diuresis. Cada gesto continúa siendo un acto de cuidado. No por el retorno vital, sino por la dignidad.

Eternos en los otros

A veces, cuando los coordinadores de trasplantes llegan a la unidad, el ambiente cambia. Todo el equipo baja la voz. Se percibe algo entre reverencia y alivio: la sensación de que, dentro de esa pérdida, algo ha sido ganado.

El cuerpo que permanece en la cama no ha perdido su valor. Sigue siendo vehículo de esperanza para los que esperan, en otras salas, una segunda oportunidad.

Quizás por eso, en la UCI, aprendemos a despedir y agradecer al mismo tiempo. Porque unos se van, sí, pero otros respiran gracias a ellos. Y en ese gesto anónimo y generoso, comprendemos que morir también puede ser una forma de cuidar.

Ser eternos —pensé al salir del box— no consiste en no morir, sino en dejar latidos que siguen viviendo en otros.

Epílogo

¿Cuántas veces latirá el corazón de Kate a lo largo de su vida?

Quizás nunca lo sepamos. Tal vez, en parte, depende de mí: de lo que hice durante su estancia en la UCI, de lo que aprendí después, de lo que sigo registrando cada día.

Cuando Kate salió de la Unidad de Críticos, algo cambió para siempre. No sólo en su cuerpo, también en quienes la cuidamos. A veces, aún me descubro buscándola en el pasillo, como si su presencia se negara a extinguirse.

—¡Está ahí! ¡Kate, Kate! —la llamo en sueños, sin poder evitarlo, aunque sé que ese momento ya no ocurrirá.

Kate decidió donar su corazón. En ese acto silencioso, generoso y trascendente, eternizó su latido en otra vida. Desde entonces, cada vez que escucho el golpe firme de un corazón en el monitor, pienso que, en algún lugar, en algún cuerpo, Kate sigue latiendo.

Ella me enseñó que cuidar también es acompañar hasta el último límite, que la vida no se mide sólo en tiempo, sino en la huella que deja.

Ahora Kate vivirá en mí. Siempre. En cada turno, en cada mirada, en cada respiración que recupera fuerza entre las paredes de la UCI.

Soy enfermera. Trabajo en una Unidad de Críticos.

Y amo mi trabajo —cada día más—.

José Vte. Carmona Simarro
Otoño de cualquier año[e]

Nota del autor

Kate era rubia y tenía los ojos verdes. El tiempo que pasó en la UCI fue, para mí, maravilloso—qué paradoja, lo sé—. Durante esos días, comprendí más sobre la fragilidad, la esperanza y el cuidado que en los 24 años anteriores de mi vida.

Tenía 24 años entonces, un enfermero joven que aprendía cada día entre monitores, respiradores y silencios llenos de vida. Amaba mi profesión… y aún la amo.

Durante los tres meses en que cuidé a Kate, nunca dejé de pensar que saldría adelante. Y así fue… pero no de la forma en que yo hubiera querido. Kate dejó la unidad, sí, aunque su camino ya no cruzó el mío.

Nos conocimos sin palabras. Yo le hablaba al oído, incluso en los turnos que no me correspondían. Le contaba cosas simples, cotidianas, como queriendo llenar el aire de algo más que alarmas y registros. Y sé —lo supe siempre— que ella escuchaba.

No se llamaba Kate.

Dr. Jose Vte Carmona Simarro

BIBLIOGRAFÍA

• Aguilar-Rodríguez, C. G., Acosta-Osuna, M. G., Soto-Romero, Y. J., Rojas-Velasco, G., de la Luz Tovar-Hernández, M., & Cruz-Sánchez, J. J. (2023). Asociación de la nutrición enteral temprana con desenlaces clínicos en pacientes sometidos a cirugía cardiaca en una unidad de cuidados intensivos cardiovasculares. Revista de Nutrición Clínica y Metabolismo, 6(2), 63-71.

• Alspach, JG (2000). *Cuidados intensivos en el adulto* (5a ed.). McGraw-Hill.

• Alvero, M. B. D., Deza, S. D., Navarro, I. C., Simón, L. J., Rubio, V. H., & Blasco, L. M. (2021). *Manejo de la nutrición enteral en las unidades de críticos.* Revista Sanitaria de Investigación, 2(4), 13.

• Arévalo Arévalo, G., & Carmona Simarro, J. V. (2020). *Normograma de predicción de la fluidez verbal a través de variables de interés Neuroclínico.* Ene, 14(1).

• ARIAM, G., Rodríguez Mondéjar, J. J., Clavel Amo, M., Cevidanes Lara, M. M., Sánchez Ruiz, J., Díaz Chicano, J. F., & Valbuena Moya, R. M. (2000). *Medición de tiempos en la atención al paciente con infarto agudo de miocardio en una uci polivalente: estudio de evaluación y mejora. Enferm. intensiva* (Ed. impr.), 59-65.

• Armijos-Villarreal, F. R., Ledesma-Riera, A. M., & González-Naranjo, D. E. (2025). *Cuidados de Enfermería en la administración de Nutrición Parenteral Total en unidades de cuidados intensivos adultos.* Innova Science Journal, 3(3), 248-265.

• Arostegul Gros, C., & Cardos Alonso, C. (2022). *Uso de la vía intraósea en emergencias extrahospitalarias.* Metas de enfermería, 25(2).

• Augusto, D. E., Soba, F. M., de la Calle, B., Blanco, A. P., Estébanez, B., Velasco, J., ... & Domínguez-Gil, B. (2021). *Cuidados intensivos orientados a la donación de órganos.* Recomendaciones ONT-SEMICYUC. Medicina Intensiva, 45(4), 234-242.

• Beledo, J. F., Avendaño, C., & Martínez, Á. M. (Eds.). (2025). *Farmacología humana.* Elsevier Health Sciences.

• Benites Beltrán, YP, et al. (2021). *Manual Práctico de Enfermería Intensiva.* Publicaciones Mawil. https://doi.org/10.26820/978-9942-602-06-0

• Blanco Solís, C. (2020). *Guía de supervivencia en UCI.* Aguaclara.

• Boivin, JL y Andersen, JR (2020). *Optimización de la oxigenoterapia en pacientes críticos. Clínicas de Cuidados Críticos.* 36(3), 455-470. https://doi.org/10.1016/j.ccc.2020.04.004

• Brunkhorst, FM y Engel, C. (2021). *Manejo de la sepsis en la UCI.* The New England Journal of Medicine, 385(10), 885-894.

• Burdeus, M. V. (2024). *¿El Impella previo a la ICP primaria es capaz de aumentar la supervivencia en el shock post-IAM? Cardiología hoy* 2024, 301.

• Caballero, M. V. C., Gómez, S. S., Galarza, A. G. A., & Moncayo, P. M. A. (2022). *Diagnóstico y tratamiento de hipertermia maligna.* RECIMUNDO: Revista Científica de la Investigación y el Conocimiento, 6(1), 4-12.

• Campos-Miño, S., Sandoval, K. S., Santos, R. Y., De Los Reyes, P. G. S., Mancheno, M. G. S., Moreira, M. J., ... & Meneses, O. G. M. (2021). *Soporte nutricional y cumplimiento de objetivos nutricionales en la UCI Pediátrica del Hospital Metropolitano.* Metro Ciencia, 29(1), 23-27.

• Campoverde, M. E. Y., Castro, J. L. Y., & Campoverde, V. X. Y. (2023). *Terapia nutricional enteral y parenteral en pacientes con diagnóstico de COVID-19 en UCI.* Vive Revista de Salud, 6(16), 275-285.

• Cané, I. M., León, M. D. R. V., Borrego, M. A. R., & Soto, P. J. L. (2020). *Vía intraósea en adultos en situación de parada cardiaca: revisión sistemática y metanálisis. Emergencias:* Revista de la Sociedad Española de Medicina de Urgencias y Emergencias, 32(1), 49-56.

• Canellas, M., Palma, I., Pontífice-Sousa, P., & Rabiais, I. (2020). *Checklist para el transporte intrahospitalario seguro del paciente crítico: A scoping review.* Enfermería Global, 19(60), 525-572.

• Carrasco, Á. P. M., Ochoa, J. F. V., Arcos, V. M. U., Calero, D. C. P., & Chucho, N. R. B. (2024). *Vasopresores e inotrópicos: vía de administración central y periférica:* Artículo de Revisión. Ciencia Ecuador, 6(26), 25-36.

• Carrillo-Alemán, L., López-Martínez, A., Carrillo-Alcaraz, A., Guía, M., Renedo-Villarroya, A., Alonso-Fernández, N., ... & Pascual-Figal, D. (2022). *Evolución de los pacientes con insuficiencia cardiaca aguda secundaria a infarto agudo de miocardio tratados con ventilación mecánica no invasiva.* Revista Española de Cardiología, 75(1), 50-59.

- Carrillo-Alemán, L., López-Martínez, A., Carrillo-Alcaraz, A., Guía, M., Renedo-Villarroya, A., Alonso-Fernández, N., ... & Pascual-Figal, D. (2022). *Evolución de los pacientes con insuficiencia cardiaca aguda secundaria a infarto agudo de miocardio tratados con ventilación mecánica no invasiva.* Revista Española de Cardiología, 75(1), 50-59.

- Castillo, A. A. V., Avila, H. R., & Hernández, V. M. M. (2021). *Monitoreo hemodinámico en el paciente crítico.* CorSalud (Revista de Enfermedades Cardiovasculares), 13(2), 229-237.

- Costa, J. P. D., Nicolaidis, R., Gonçalves, A. V. F., Souza, E. N. D., & Blatt, C. R. (2020). *Precisión del Sistema de Triaje Manchester en un servicio de emergencia.* Revista Gaúcha de Enfermagem, 41, e20190327.

- Cuesta-López R, Carmona-Simarro JV, Tirado-Darder JJ. (2020). *Evidencias sobre la valoración del residuo gástrico por profesionales de enfermería: revisión sistemática. Enfermería integral*: Revista científica del Colegio Oficial de Enfermería de Valencia, 126, 30-39.

- Espinosa, L. G., Rodrigo, A. C., Aguilera, P. D., del Árbol, Á. E., Feria, A. P., & Campos, S. M. (2024). *Cuidados de enfermería en los catéteres centrales de inserción periférica (PICC): revisión sistemática.* Revista Sanitaria de Investigación, 5(9), 1132.

- Fernández, J. P., Impuesto, V. C., & Lendínez, M. J. (2000). *Monitorización no invasiva de la PaCO2 en pacientes críticos con ventilación mecánica. Medicina intensiva,* 24(7), 293-299.

- Fernández, M. M., Fuertes, P. G., Pérez-Hiraldo, M. P. C., Núñez, E. A., Lezcano, A. E., & Tovar, M. G. (2023). *Eficiencia de la técnica de inserción de la vía intraósea en pacientes politraumatizados.* Revista Sanitaria de Investigación, 4(1), 13.

- Ferrer, J. T., Simarro, J. V. C., & Darder, J. J. T. (2021). *Evidencia de la valoración y tratamiento de la sepsis en el ámbito prehospi-*

talario: revisión sistemática. Enfermería integral: Revista científica del Colegio Oficial de Enfermería de Valencia, (128), 55-62.

- Font, S. M., Domènech, G. L., Esgleas, S. J., Falqués, C. R., & Selva, M. S. (2021). *Shock mixto en paciente con infarto agudo de miocardio: intervenciones enfermeras. Enfermería Intensiva,* 32(4), 230-237.

- Franco, I. G., Giménez, J. C. E., Teruel, F. J. O., Cervilla, J. J. B., Luño, P. B., & Mateu, Y. N. (2025). *Estado actual sobre el uso del ecógrafo para la canalización de PICC en el servicio de urgencias del Hospital Clínico Lozano Blesa.* Revista Sanitaria de Investigación, 6(4), 150.

- García-Azorín, D., Abelaira-Freire, J., Rodriguez-Adrada, E., González-García, N., Guerrero, A. L., Porta-Etessam, J., & Martín-Sánchez, F. J. (2023). *Estudio sobre el subtriaje del Sistema de Triaje de Manchester en pacientes que acuden a Urgencias por cefalea.* Neurologia, 38(4), 270-277.

- García-Fernández, J., & Mingote, Á. (2023). *Monitorización del destete ventilatorio en el paciente crítico.* Revista Española de Anestesiología y Reanimación, 70, S6-S13.

- García-Requena, J., Rivera-Plaza, L., & Ajejas-Bazán, M. J. (2025). *Eficacia de la vía intraósea vs. vía intravenosa en la parada cardiaca extrahospitalaria: una revisión sistemática y metaanálisis.* Sanidad Militar, 81(3).

- Garrucho, E. S., Moreno, M. D., & Echevarría-Moreno, M. (2022). *Hipertermia asociada a dexmedetomidina.* Revista electrónica AnestesiaR, 14(10), 2.

- Gemelli, N., Lic, G. S., Barrios, C., Pina, D., Bisso, I. C., & Las Heras, M. (2022). *Viabilidad de la pronación con un único operador para la UCI con bajos recursos: descripción técnica paso a paso.* Revista Española de Anestesiología y Reanimación, 70(3), 179.

- Gil, A. S. A., Martínez, J. H., Enríquez, J. R., & González-Haba, M. M. (2020). *Técnicas continuas de depuración extrarrenal. ¿Precoces o tardías? ¿Cuál es el momento idóneo para su inicio?* Revista Electrónica AnestesiaR, 12(4), 1-1.

- Gómez, H. L., García, A. R., Esteban, M. Á. R., Ferraz, C. L., Hernández, M. D. P. M., Zapata, A. F., ... & Burdio, J. J. A. (2023). *Diseño de un nuevo indicador de mortalidad en el síndrome coronario agudo al ingreso en la Unidad de Cuidados Intensivos.* Medicina Intensiva, 47(9), 501-515.

- Greif, R., Lauridsen, KG, Djärv, T., Ek, JE, Monnelly, V., Monsieurs, KG, ... y Kiebooms, E. (2025). *Resumen ejecutivo de las directrices del Consejo Europeo de Reanimación para 2025.* Reanimación, 215, 110770.

- Gutiérrez, P. E., Ruiz, A. H., Gallego, B. R., Baeza, M. R., & García, M. G. (2022). *Principales modelos de triaje extrahospitalario básico y avanzado.* Metas de enfermería, 25(9), 64-70.

- Hasan, SA y Mahmoud, AA (2022). *Monitorización hemodinámica en pacientes críticos.* Current Opinion in Critical Care, 28(3), 246-254.

- Hernández-Nápoles, A., Rodríguez-Curbelo, M., Alfonso-Salabert, I., Díaz-López, R. C., Cabrera-Benítez, L., & Medero-Collazo, C. (2024). *Registro de monitorización de enfermería en el paciente crítico.* Revista Médica Electrónica, 46.

- Hernández-Zambrano, Y. C. (2022). *Cuidado de vía venosa central en la unidad de cuidados intensivos [Central venous line care in intensive care unit].* Revista Multidisciplinaria Perspectivas Investigativas, 2(2), 13-19.

- Joh, H. S., Lee, S. H., Jo, J., Kim, H. K., Lim, W. H., Kim, H. L., ... & Lee, J. M. (2024). *Intervención coronaria percutánea guiada por imagen intravascular en pacientes con infarto agudo de mio-

cardio y shock cardiogénico. Revista Española de Cardiología, 77(12), 995-1007.

- Jumbo, M. C. J. (2023). *Calidad asistencial de enfermería durante la monitorización invasiva del paciente crítico: Nursing quality of care during invasive monitoring of critical patients.* LATAM Revista Latinoamericana de Ciencias Sociales y Humanidades, 4(1), 4175-4189.

- Lilley, L. L., Collins, S. R., & Snyder, J. S. (2020). *Farmacología y proceso enfermero.* Elsevier Health Sciences.

- López, M. C. (2024). ICP vs. CABG en cardiopatía isquémica estable: análisis post-hoc del estudio ISCHEMIA. Cardiología hoy 2024, 321.

- López-López, C., Robleda-Font, G., Via-Clavero, G., & Castanera-Duro, A. (2025). *Monitorización fisiológica del dolor en pacientes críticos no comunicativos.* Enfermería Intensiva, 36(1), 100489.

- Márquez, M., & Rodríguez, E. V. (2023). *Características clínicas y epidemiológicas del paciente con catéter venoso central en UCI.* Salud, Arte y Cuidado: SAC, 16(2), 65-72.

- Mercader, G. B., Mayoral, A. G., & Rebollo, P. C. (2021). *Intervenciones enfermeras en las técnicas de depuración extrarrenal continuas con citrato en una unidad de cuidados intensivos.* Metas de enfermería, 24(3), 7-14.

- Millán-Núñez, V., & Fernández-Martínez, E. (2020). *Manejo del soporte ventilatorio avanzado.* Revista Española de Anestesiología y Reanimación, 67(2), 81-91.

- Olaya, E. A., & Lima, G. J. S. (2021). *Triaje: puerta de entrada al nivel hospitalario.* Más Vita, 3(3), 53-60.

- Once-Fuentes, D. M., Rodríguez-Plasencia, A., & Romero-Fernández, A. J. (2025). *Influencia de la monitorización hemodi-*

námica en el paciente crítico. Revista Arbitrada Interdisciplinaria de Ciencias de la Salud. Salud y Vida, 9(ESP2), 271-280.

- Ortiz Martínez, K., Ugarte Martínez, P., Gaytán García, C. J., Ruiz Álvarez, M., Martínez Díaz, B. A., & Aguirre Sánchez, J. S. (2022). *Impacto de la nutrición enteral temprana en la mortalidad y días de estancia en la unidad de cuidados intensivos.* Medicina crítica (Colegio Mexicano de Medicina Crítica), 36(8), 496-499.

- Pabón-Imbacuán, J. G., Chariguaman-Cuyachamin, M. L., Loyola-Muñoz, M. A., & Figuera-Ávila, P. A. (2025). *Hipotermia terapéutica en pacientes de cuidados intensivos.* Revista Arbitrada Interdisciplinaria de Ciencias de la Salud. Salud y Vida, 9(18), 23-42.

- Páez, J. L. V. (2020). *Fibrinólisis en tromboembolia pulmonar en paciente con COVID-19.* Revista científica digital INSPILIP Código ISSN, 2588, 0551.

- Page, C. P., & Pitchford, S. (2022). Dale. *Farmacología esencial.* Elsevier Health Sciences.

- Palacios, E. M., & Espinosa, M. Á. C. (2002). *Epidemiología del infarto agudo de miocardio en la unidad de terapia intensiva.* Medicina Crítica, 16(4), 113-118.

- Palma, M. M. P., & Guncay, M. S. P. (2025). *Beneficios y Riesgos en Pacientes Críticos asociado a la Nutrición Parenteral a través de las Intervenciones de Enfermería: Una Revisión Sistemática.* Polo del Conocimiento, 10(4), 995-1014.

- Pardo, E., & Verdonk, F. (2024). *Nutrición en cuidados intensivos.* EMC-Anestesia-Reanimación, 50(2), 1-11.

- Peinado, C. R., Larraz, C. H., & Alfonso, L. (2024). *Papel de enfermería en el triaje de emergencias con múltiples víctimas: Revisión bibliográfica.* Revista Sanitaria de Investigación, 5(9), 782.

- Pérez Assef, H., Ferrer Arrocha, M., & Aguiar Pérez, J. E. (2022). *Infarto agudo de miocardio tipo 2: desafíos en la práctica clínica.* Revista Finlay, 12(4), 461-466.

- Pérez Villares, J. M. (2020). *Bioética en donación y trasplante de órganos.* Revista de Bioética y Derecho, (48), 95-109.

- Pérez, C., & López, F. (2021). *Gestión de líquidos y electrolitos en el paciente crítico.* Revista Española de Medicina Intensiva, 33(4), 245-254.

- Pérez, P. C., Barranco, V. G., Carreras, E. F., Sangüesa, J. C., Campillo, P. L., & López, C. B. (2021). *Manejo de la vía intraósea en situaciones de urgencia.* Revisión sistemática. Revista Sanitaria de Investigación, 2(10), 231.

- Pons, E. G., Clapes, C. P., Ayuso, L. S., Ruiz-Hontangas, A., Carmona-Simarro, J. V., & Martinez-Martinez, C. (2025). *Low-fidelity simulation in the approach to patients with medically unexplained physical symptoms: A quasi-experimental study. Teaching and Learning in Nursing.*

- Prado, F. E. M., Mora, J. J. D., León, W. D. L., Suarez, D. P. M., & Berrú, C. A. S. (2025). *Infarto Agudo de Miocardio Tipo 2 en el Contexto de Sepsis Grave: Abordaje Diagnóstico y Consideraciones Terapéuticas en Cuidados Críticos.* ARANDU UTIC, 12(2), 385-398.

- Quina, C. (2020). *Técnica de canalización de catéteres centrales insertados periféricamente mediante ecografía liderada por enfermería.* Revista Enfermería CyL, 12(1), 130-138.

- Ritter, J. M., Flower, R. J., Henderson, G., Loke, Y. K., MacEwan, D., & Rang, H. P. (2020). Rang y dale. *Farmacología. Elsevier Health Sciences.*

- Rodríguez, L. V., & Rodríguez, M. L. (2022). *Farmacología general.* RCA Grupo Editor.

- Rothen, HU y Schefold, JC (2020). *Ventilación mecánica en UCI,* Lancet Respiratory Medicine, 8(3), 234-245. https://doi.org/10.1016/S2213-2600(19)30382-1

- Rubio, R. D. C. (2022). *Orientación de las unidades de cuidado intensivo hacia la autosuficiencia en la donación de órganos para trasplante.* Acta Colombiana de Cuidado Intensivo, 22(3), 191-199.

- Rubio, R. D. C. (2023). *Donación de órganos en asistolia controlada y cuidados del final de vida: Una nueva realidad ética en cuidado intensivo.* Acta Colombiana de Cuidado Intensivo, 23(4), 378-389.

- Rueda, C. P., Navarro, L. M., Florido, J. R., Pérez, A. N., Mindrescu, A. M., & Callén, R. A. (2024). *Protocolo de inserción de catéter venoso central de acceso periférico (PICC) guiado mediante ecografía para profesionales de enfermería: artículo monográfico.* Revista Sanitaria de Investigación, 5(9), 438.

- Saiz-Vinuesa, M. D., Rodriguez-Moreno, E., Calero-Yánez, F., Piqueras-Carrión, A. M., Carrilero-López, C., Murcia-Sáez, I., ... & Molina-Alarcón, M. (2025). *Seguridad de la nutrición enteral intermitente frente a la continua en los pacientes críticos. Ensayo clínico aleatorizado.* Enfermería Intensiva, 36(4), 500561.

- Sánchez Lloria, P., Barcala Furelos, R., Otero Agra, M., Aranda García, S., Cosido Cobos, Ó. J., Blanco Prieto, J., ... & Rodríguez Núñez, A. (2022). *Análisis descriptivo de las causas, consecuencias y respuesta de los sistemas de Salud Pública en los ahogamientos pediátricos en Galicia. Un estudio retrospectivo de 17 años.* Revista española de salud pública.

- Sasig, N. G. M., Muentes, J. R. V., Franco, M. A. C., Córdova, J. R. Z., & Pinargote, R. G. V. (2021). *Monitorización invasiva y no invasiva en pacientes ingresados a UCI.* Recimundo, 5(3), 278-292.

- Silva, R. F., Novaes, M. R. C. G., & Guilhem, D. B. (2020). *Condiciones clínicas y complicaciones asociadas al uso de nutrición parenteral en pacientes con enfermedades críticas ingresados en una unidad de cuidados intensivos de un hospital general.* Nutrición Hospitalaria, 37(4), 645-653.

- Smyth, MA, van Goor, S., Hansen, CM, Fijačko, N., Nakagawa, NK, Raffay, V., ... y colaboradores del Consejo Europeo de Resucitación (ERC) en Soporte Vital Básico para Adultos. (2025). *Guías del Consejo Europeo de Resucitación 2025: Soporte Vital Básico para Adultos.* Resuscitation, 215, 110771.

- Sosa Santos, S., Gorordo Delsol, L. A., Amezcua Gutiérrez, M. A., Carrasco Flores, M. A., Gasca Aldama, J. C., & Medveczky Ordóñez, N. I. (2020). *Asociación entre el índice de agua extravascular pulmonar y el balance hídrico en pacientes críticamente enfermos.* Medicina crítica (Colegio Mexicano de Medicina Crítica), 34(4), 216-220.

- Stevens, C. W. (2023). Brenner y Stevens. *Farmacología básica.* Elsevier Health Sciences.

- Tapia, E. J. C., Parreño, K. S. B., Echeverría, M. A. F., & Viera, P. S. S. (2020). *Manejo de la hipertermia maligna.* RECIMUNDO, 4(1 (Esp)), 268-278.

- Tubon-Chicaiza, N. A., & Pallango-Espín, B. O. (2023). *Percepción del paciente sobre el triaje Manchester aplicado por el personal de enfermería en el área de emergencia del Hospital General de Ambato.* MQRInvestigar, 7(2), 1666-1679.

- Vallés-Fructuoso, O., Rodríguez-Mondéjar, J. J., Alonso-Crespo, D., Robleda-Font, G., López-López, C., Gil-Castillejos, D., & Acevedo-Nuevo, M. (2025). *Diez puntos clave para la prevención, monitorización y tratamiento no farmacológico del delirio en el paciente crítico.* Enfermería Intensiva, 36(2), 100499.

- Verdoia, M., Khedi, E., Suryapranata, H., & De Luca, G. (2021). *Tratamiento antiagregante de muy corta duración tras la ICP y nuevos SLF: metanálisis de 5 estudios aleatorizados.* Revista Española de Cardiología, 74(2), 140-148.
- Villagómez, A. D. E., Saltos, C. V. M., Fernández, M. A. F., & Salas, C. D. R. R. (2021). *UCI manejo y mantenimiento del potencial donante de órganos y tejidos.* RECIMUNDO: Revista Científica de la Investigación y el Conocimiento, 5(3), 220-229.
- Weiser, TG y Haynes, AB (2021). *Cuidados perioperatorios del paciente crítico.* The Lancet, 397(10269), 187-196.